U0897614

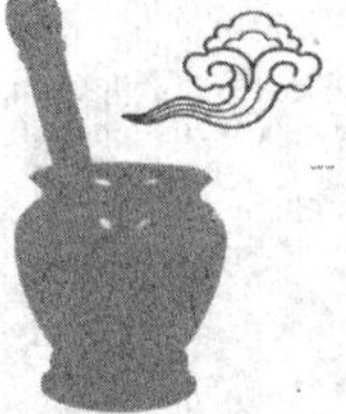

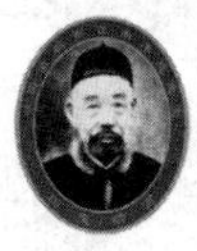

清｜代｜御｜医｜秦｜本｜煜｜第｜八｜代｜嫡｜传｜世｜医

中华妙方

职场养生一本通

秦旭东◎编著

江西科学技术出版社

图书在版编目（CIP）数据

职场养生一本通 / 秦旭东编著 . -- 南昌 : 江西科学技术出版社 , 2024.5

（中华妙方）

ISBN 978-7-5390-9016-0

Ⅰ . ①职… Ⅱ . ①秦… Ⅲ . ①养生（中医）Ⅳ . ① R212

中国国家版本馆 CIP 数据核字（2024）第 095604 号

赣版权登字：-03-2024-120
选题序号：ZK2023440

职场养生一本通 秦旭东 编著

ZHICHANG YANGSHENG YIBENTONG

出版发行	江西科学技术出版社有限责任公司
社址	南昌市蓼洲街 2 号附 1 号 邮编：330009 电话：（0791）86615241 86623461（传真）
印刷	三河市南阳印刷有限公司
经销	各地新华书店
开本	710mm × 1000mm 1/16
字数	240 千字
印张	14.5
版次	2024 年 5 月第 1 版
印次	2024 年 5 月第 1 次印刷
书号	ISBN 978-7-5390-9016-0
定价	59.80 元

赣版权登字 -03-2024-120

前言

随着人们生活水平的不断提高，健康长寿已经成为人人关心的话题。如何才能健康？怎样才能长寿？中华妙方为我们打开健康之门，破解长寿密码。

中华妙方，就是流传在中华大地上，对各种疾病的理疗方法。它们有的源于古代医书，有的来自民间智慧，有的甚至是世代相传的秘方。这些方子看似简单，却有着丰富的内涵和神奇的疗效。

首先，中华妙方针对性强、副作用小、使用方便。方子针对具体病症而制定，能直击病灶，迅速缓解病情。由于其成分常见，副作用较小，更适合家庭使用。

其次，中华妙方成本低廉、易得易用、制作简单。方子只需要一些常见的草药、食材或日常用品，价格低廉，易于获取。制作方法简单易懂，无需特殊设备，易于操作。

中华妙方蕴含着前人的智慧和经验，我们通过学习和研究，从中汲取精华，传承和发扬中医文化。同时，我们也可以根据现代医学理论和科技手段，对方子进行改良和创新，使其更加符合现代人的需求。

本书针对职场人士易患疾病，从头到脚，从内到外，分门别类，节节深入，从根本上讲述疾病的形成原因。本书行文简洁，通俗易懂，让大家高效掌握养生知识，通晓医理病理，防患于未然。

需要注意的是，虽然中华妙方具有诸多优点，但并非适用于所有人和所有病症。使用方子时，我们应咨询专业医生的意见，确保安全有效，以免延误病情。

总的来说，中华妙方是我们守护健康的重要工具。让我们一起发掘和利用这些宝贵的资源，为我们的健康保驾护航。

本书不足之处，敬请读者批评指正。

目录

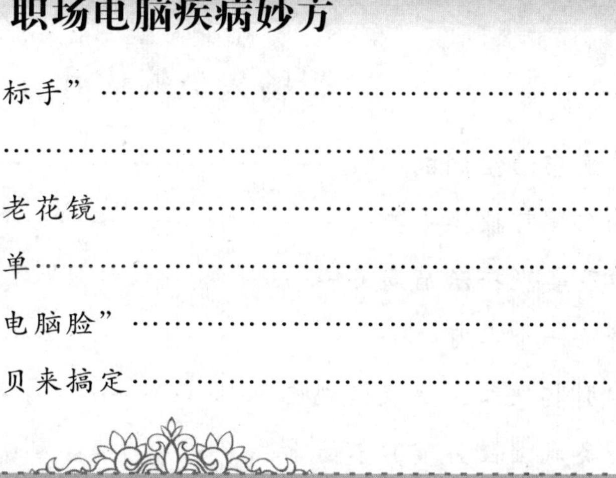

第一章 职场电脑疾病妙方

学会鼠标操，告别“鼠标手”……2

枸杞巧治“干眼症”……4

矫正“假性近视”就戴老花镜……6

消除眼疲劳，其实很简单……8

面部按摩，预防松弛“电脑脸”……10

办公室防辐射，三样宝贝来搞定……11

第二章 职场高压疾病妙方

加班上火口溃疡，就找蜂蜜来帮忙……16

难看“熊猫眼”，土豆来帮忙……17

盐水热敷，巧治颈肩疼痛……19

睡眠不好就喝小米牛乳粥……20

防治冠心病，就用豆和醋……23

巧用膻中穴提高免疫力……25

三个老偏方，告别偏头痛……26
摇头晃脑有助于提高记忆力……29
常吃大蒜健脑益智……31
常喝苏打水，巧解痛风之痛……32
治疗盗汗的神药——桑叶……34
止鼻血就用冰水……36
有了枸杞子，上班疲劳得以缓解……38
饭后吃一根香蕉，高血压中风统统不见……41

第三章
职场久坐疾病妙方

小香囊巧治空调病……44
久坐犯困可揉揉中指……45
毛巾葱姜泥巧治肩周炎……48
给痔疮一个水疗吧……51
久坐引起便秘，试试核桃吧……53
治好类风湿性关节炎不简单……55
适当补点钙，肾结石不再来……58

第四章
职场饮食疾病妙方

胃反酸就服鸡蛋壳……64
做仰卧起坐告别胃下垂……65
巧用云南白药治疗消化性溃疡……67
胃痛好难受，巧按摩不用愁……68

两种草让你告别慢性胃炎…… 70
胃胀常打嗝，试试黄连泡水偏方…… 72
米汤加盐，专治拉肚子…… 74
烟瘾难耐，一杯茶水来解决…… 76
工作时吃些“绿色零食”…… 79

第五章 职场女性易患疾病妙方

高跟鞋害您长鸡眼，乌梅醋泥巧治疗…… 82
按揉三阴交安神助眠…… 83
蒲公英巧治缺铁性贫血…… 85
中草药，让你的私处更清爽…… 86
有了它，痛经不痛…… 88
阴道里放冰片，告别炎症…… 90
性冷淡就吃肉苁蓉羊肉粥…… 92
艾灸大脚趾，月经不再多…… 94
乳腺癌早预防…… 96
用热毛巾敷乳，经期不再胀痛…… 99
甜美穴帮你轻松去烟瘾…… 100

第六章 职场男性易患疾病妙方

豆制品巧治啤酒肚…… 104
明矾泡脚，汗脚烦恼摆脱了…… 105
治疗脂肪肝，常食大蒜和山楂…… 106

血压高了就找它…………………………………… 108
职场男人三大饮食注意点………………………… 111
工作累房事不举，涌泉穴来帮忙………………… 113
穿心莲治好你的阴囊瘙痒………………………… 116
阳痿有原因，红花来解答………………………… 118
找准穴位，不再早泄……………………………… 119
多喝山楂水，前列腺炎与你擦肩而过…………… 121
呼吸益肾法，巧治性功能低下…………………… 123

第七章
职场心理疾病妙方

小小龙眼，不再让你焦虑………………………… 126
黄芪枸杞补气好，心悸心慌统统跑……………… 128
抑郁不要紧，人参泡水最关键…………………… 130
急躁易怒，多种方式可缓解……………………… 132
别让“电话恐惧症”阻碍你的职场前景………… 135

第八章
职场形象妙方

去头屑的好方法…………………………………… 140
银杏果竟然能根治痤疮…………………………… 141
脚气很好治，就看怎么治………………………… 143
扁平疣招人烦，蒲公英来相助…………………… 144
艾叶菊花治汗斑，那叫一个棒…………………… 146
蛋清治疮疖，一下就搞定………………………… 147

“少白头”是心病，有了这招不用愁…… 148
黄连巧治酒糟鼻…… 151
枸杞治口干，效果不一样…… 153
口臭惹人厌，黄连懂你心…… 154
得了红眼病，就用野菊花…… 156
有了这个“梅花针”，面瘫不是事儿…… 158
盐水冲鼻子，告别鼻窦炎…… 159
巧用辣椒治愈过敏性鼻炎…… 160
老陈醋去黄牙，包您满意…… 162
顽固咽喉炎，盐水来消灭…… 163
打嗝不断，只需举手之劳…… 165
丹参甘草液，彻底清除痘印…… 167
贫血不用怕，多喝猪肝汤…… 170
三种食材让胸部丰满起来…… 171
香菇面膜，保湿效果不一般…… 174
狐臭不用愁，番茄茶叶消灭它…… 175

第九章 特殊职业病妙方

防晒用番茄，治晒用冰牛奶…… 178
街道工作尾气多，不如多吃猕猴桃…… 179
得了灰指甲，陈醋大蒜有妙用…… 181
刮痧治中暑，疗效奇又快…… 183
热水洗鼻子，哮喘不再发作…… 185
苦杏仁巧治职业性咳…… 186

野外工作遭蜂蜇，治疗方法很简单…………………………………… 188
拉单杠治腰痛，永不再复发……………………………………………… 190
乌梅治足跟痛很有效………………………………………………………… 191
腰椎间盘突出，生姜辣椒来调理…………………………………………… 193
晕车晕船不可怕，肚脐眼上下功夫………………………………………… 195
干菊花治疗“迎风流泪”有奇效…………………………………………… 197
割伤碰伤，茶叶水疗伤……………………………………………………… 198

附录　妙方速查表……………………………………………………………… 201

第一章

职场电脑疾病妙方

学会鼠标操，告别“鼠标手”

症状：鼠标手

妙方：取适量花椒，用水煮开15分，等晾成温水后再用它泡手。

药理：花椒味辛、性热，归脾、胃经，有芳香健胃、温中散寒、除湿止痛、杀虫解毒、止痒解腥之功效，是治疗风寒湿痹的上等药物。同时，它还有局部麻醉效果，让你在泡手的过程中明显感觉药到病除的惊人疗效。

“鼠标手”属于腕管综合征的一种，是指人体的正中神经以及进入手部的血管在腕管处受到压迫所产生的症状，此病若拖延太久，会导致手指疼痛麻木进而无力。

经研究发现，鼠标的位置越高，对手腕的损伤越大；鼠标距身体越远，对肩的损伤越大。因此，鼠标应该放在一个稍低位置，这个位置相当于坐姿情况下，上臂与地面垂直时肘部的高度。键盘的位置也应该和这个差不多。很多电脑桌都没有鼠标的专用位置，这样长期把鼠标放在桌面上工作，对人的损害不言而喻。鼠标和身体的距离也会因为鼠标放在桌上而拉大，这方面的受力长期由肩肘负担，也是导致颈肩腕综合征的原因之一。当上臂和前身夹角保持45度以下时，身体和鼠标的距离比较合适，如太远，前臂将带着上臂和肩一同前倾，会造成关节、肌肉的持续紧张。如果调节鼠标位置很困难，可以把键盘和鼠标都放到桌面上，然后把转椅升高。桌面相对降低，也就缩短了身体和桌面之间的距离。因此，用科学的方法放置鼠标，会大大降低“鼠标手”的发病概率，有利于每一名常坐在电脑前的上班族轻松、愉快地做好自己的工作。

从临床上来讲，鼠标手属中医“伤筋”范畴，系因局部劳作过度，积劳伤筋或受寒凉，致使气血凝滞，不能濡养经筋而发病。所以，要治疗鼠标手，首先要消炎、消肿、止痛。那么，消炎止痛的最好偏方是什么呢？就是用花椒水泡手。

具体做法是：取适量花椒，用水煮开15分，等晾成温水后再用它泡手。其药理就在于花椒味辛、性热，归脾、胃经，有芳香健胃、温中散寒、除湿止痛、杀虫解毒、止痒解腥之功效，是治疗风寒湿痹的上等药物。另外，花椒对炭疽杆菌、溶血性链球菌、白喉杆菌、肺炎双球菌、金黄色葡萄球菌、柠檬色及白色葡萄球菌、枯草杆菌等10种革兰氏阳性菌以及大肠杆菌、宋内氏痢疾杆菌、变形杆菌、伤寒及副伤寒杆菌、绿脓杆菌、霍乱弧菌等肠内致病菌均有明显的抑制作用，能很好地保护手部发炎部位。同时，它还有局部麻醉效果，让你在泡手的过程中明显感觉药到病除的惊人疗效。

除了花椒泡水疗法，我们还为大家推荐一套针对鼠标手的保健操。具体做法是如下。

1. 将五指伸直，手心朝下放于桌面，然后依次抬起每根手指，双手交替做，这样既锻炼了手指的灵活性，也促进了指间的血液循环，起到舒筋活络的效果。将动作熟练后，会越来越快，逐渐养成健手又健脑的好习惯。

2. 将五指伸直，每次用一根手指去触碰掌心，同时保持其他手指尽可能伸直，两手交替做，这样做的目的与上面是相同的，而且疗效很好。

3. 用一只手搓两个核桃，即街上老人常做的动作，这也是治疗和预防鼠标手的不二法门。

此外，工作中尽量采用人体工程学办公用具，电脑桌上的键盘和鼠标的高度最好低于坐时的肘部高度，这样有利于减少操作电脑时对腰背、颈部肌肉和手肌腱鞘等部位的损伤。使用鼠标时，手臂不要悬空，以减轻手腕的压力，移动鼠标时不要用腕力而尽量靠臂力，减少手腕受力。

最后，就是职场生活中放松心情，切莫过于焦虑紧张，否则不仅于事无补，而且会降低自身的抵抗力，鼠标手和其他疾病都会接踵而至，那样就得不偿失了。要知道，赚钱是一门技术活，即使埋头苦干、加班熬夜，也得讲究技巧。

杞巧治“干眼症”

症状：眼睛干涩不适

妙方：① 取枸杞 8 ~ 10 粒，菊花 5 ~ 6 朵，加 300 毫升热水浸泡代茶饮。

② 取纯净又新鲜的蜂蜜 80 毫升，加入 240 毫升的纯净水，配成 1 ∶ 3 的蜂蜜稀释液，再装入干净的瓶子里密封，然后用开水煮 30 分钟消毒，之后装进消过毒的滴眼瓶里，每日早中晚各滴 1 次。

③ 按摩三阴交穴，此穴位位于小腿内侧，在内踝尖直上三寸的胫骨后缘处。

药理：① 肝开窍于眼，枸杞正好能清肝明目，因为它含有丰富的胡萝卜素，维生素 A、维生素 B_1、维生素 B_2、维生素 C、钙、铁等，是眼睛所必需的营养成分。

② 蜂蜜是一种胶质状高渗性溶液，滴在眼球上会形成一层保护膜，进而起到润滑眼球的作用，同时也防止眼睛里过多水分的蒸发，从而预防电脑干眼症。而且蜂蜜能为眼睛提供必要的营养成分，进一步缓解视疲劳。

③ 三阴交是个穴名，本穴有脾经提供的湿热之气，有肝经提供的水湿风气，有肾经提供的寒冷之气，经常按压它，就能让三种气更加充分地运输到人体各器官，当眼球有了足够的气即阴液滋养时，干眼症也就治愈了。

每天盯着电脑看七八个小时，再好的眼睛也受不了。起初，眼睛还会抗议，用泪水提醒“主人”。时间久了，泪液分泌跟不上，眼睛干涩便成了“电脑族”的通病。

肝开窍于眼，枸杞清肝明目的疗效大家早已知道，因为它含有丰富的胡萝卜素，维生素 A、维生素 B_1、维生素 B_2、维生素 C 和钙、铁等，是眼睛所必需的营养成分。这里就为您推荐枸杞子的三种食疗配方：第一，枸杞子 + 米煮成粥后，能够治疗视力模糊及流泪的现象。第二，枸杞子 + 菊花用热水冲泡饮用，能使眼睛轻松、明亮。第三，枸杞子 + 猪肝煲汤具有清热、消除眼涩、消除因熬夜出现的黑眼圈的作用。

枸杞子虽然具有很好的滋补和治疗作用，但并不是所有的人都适合服用。由于它温热身体的效果相当强，正在感冒发烧、身体有炎症和腹泻的人最好别吃。最适合吃枸杞子的是体质虚弱、抵抗力差的人，而且，一定要长期坚持，每天吃一点，才能见效。

另一种治疗干眼症的方法就是用蜂蜜滴眼。具体做法是取纯净又新鲜的蜂蜜 80 毫升，加入 240 毫升的纯净水，配成 1∶3 的蜂蜜稀释液，再装入干净的瓶子里密封，然后用开水煮 30 分钟消毒，之后装进消过毒的滴眼瓶里，每日早中晚各滴 1 次。这样做的药理在于，蜂蜜是一种胶质状高渗性溶液，滴在眼球上会形成一层保护膜，进而起到润滑眼球的作用，同时也防止眼睛里过多水分的蒸发，从而预防电脑干眼症。而且蜂蜜能为眼睛提供必需的营养成分，进一步缓解视疲劳。

还有一种对付眼睛干涩的方法就是按摩法，即经常按压三阴交穴。三阴，足三阴经也。交，交会也。三阴交穴名意指足部的三条阴经中气血物质在本穴交会。本穴有脾经提供的湿热之气，有肝经提供的水湿风气，有肾经提供的寒冷之气，三条阴经气血交会于此，故名三阴交穴。此穴位于小腿内侧，在内踝尖直上三寸的胫骨后缘处。经常按压它，就能让三种气更加充分地运输到人体各器官，当眼球有了足够的气即阴液滋养时，干眼症也就治愈了。

以上就是我们针对职场人士所患干眼症给出的有效偏方。最后，要注意的就是，在运用偏方的同时，还要把电脑屏幕的亮度调低，并且在办公桌上摆放绿色植物，以缓解视觉疲劳。

矫正“假性近视”就戴老花镜

症状：长时间看书、看电脑引起的假性近视

妙方：看书、看电脑及看近距离物品时戴一个老花镜。

药理：雾视疗法的原理是让近视者在观看近物如做功课、阅读及看电脑时，戴一副正视眼镜，即俗称的老花眼镜，令眼睛在看近物时，也像是在看远景般感觉舒服自然，保持松弛状态，以减轻眼睛的负担。而且，就算是长时间观看近物，眼睛也不会像以前那样疲劳。

说起近视，它令多少爱美人士苦恼，让多少理想破灭，又让多少场合变得尴尬。然而，关于眼睛的构造及近视的形成原因，恐怕没有几个人说得清楚。

关于近视，首先要提到睫状肌。睫状肌是位于眼睛内部呈环形的平滑肌，作用是改变晶体的形状，以向近或远距离的东西对焦。当我们要把远距离的东西对焦时，睫状肌便会自然放松，把晶体定位的韧带拉紧，这样晶体就会变得扁平和纤薄，减低晶体的对焦能力，有助于我们观看远距离东西。若是看近处，睫状肌就会收缩，晶体变厚，增强对焦能力。但是，问题也发生在此。职场人士大多是电脑一族，在操作计算机、看文件、输入文字、抬头看屏幕等重复动作中，眼球活动极其频繁，这些动作都得靠眼球肌肉睫状肌的控制，久而久之，会造成睫状肌的调节功能下降，晶状体不能正常工作，从而导致假性近视。假性近视若不及时矫正，就会变成真性近视。

传统观点认为近视是不可逆的，但是，2004 年，香港眼科学家曾经让一位近视近 20 年的试验者通过佩戴相宜度数的正视镜（花镜）和负镜（近视镜）矫正视力取得成功，该患者视力从 1500 度近视减至 1400 度近视。这一经典试验有力地驳斥了近视不可逆论。但是该方法也有一定的弊端，那就是接受治疗者必须通过长期的正负镜矫正，使眼球内部的某些肌肉的调节能力增强，回复至正常状态，这对很多近视患者来说是极不方便的，而事实上，这种疗法已经存在近百年，只是少有人关注，它的真正名字是雾视疗法。雾视疗法的原理是让近视者在观看近物如做功课、阅读及看电脑时，戴一副正视眼镜，即俗称的老花眼镜，令眼睛在看近物时，也像是在看远景般感觉舒服自然，保持松弛状态，以减轻眼睛的负担。而且，就算是长时间观看近物，眼睛也不会像以前那样疲累。当患者观看远物时，就可戴上负镜，以让视力恢复清晰。

雾视疗法的真谛就在于，眼球不必刻意拉长以迁就视线，这就从根本上减少了患近视或使近视加深的机会。作为职场高压人士，很多人根本做不到让眼睛定时休息，他们不是因为手头的工作多任务重，就是因为太过专注感兴趣的东西而忘了放松眼睛。这种情况下，唯一能挽救我们视力的做法就只有选择雾视疗法了，虽然麻烦一点，但比起其他方法，还是十分方便的。一般情况下，雾视疗法的疗程是半年，假性近视患者只要坚持佩戴老花镜半年以上，就可彻底告别假性近视。当然，对于真正的近视患者，不妨也戴上试试，虽然不能还你好视力，但至少不会再让你感到视疲劳，加深近视度数。

最后，要特别提醒广大近视患者，在佩戴近视眼镜时千万不要把度数配足。因为，人体有自动调节睫状肌伸缩、调节晶体屈光度的功能，当调节到最大仍然看不清的时候，启动人体眼球长短自动调节系统。由于近视的焦点是在视网膜前，因此自动调节系统将产生眼轴缩短的力，让眼球缩短，使变长的眼轴逐渐恢复。如果一下子配足，戴眼镜的视力能达到 1.2 ～ 1.5，眼镜使焦点正好在视网膜上，眼睛送给大脑的信号是标准的信号，大脑不会发出调节眼轴的信号，自然视力不可能得到恢复，反而会导致恶性循环。因此配眼镜后视力能达到 1.0 就可以了。

消除眼疲劳，其实很简单

症状：眼疲劳

妙方：①当看近物超过一个半小时或者眼睛有明显的不适时，可以先放下手上的工作，全身心放松，然后轻轻地闭上眼睛，接着做握拳伸掌的动作，频率不用太快，但要均匀，持续10分钟即可；然后再用任意一个拳头按压另外一只手的手心，同样频率保持匀速，持续5分钟即可；最后用一手的大拇指依次与另外四指相对用力按压，保持频率匀速，5分钟即可。

② 将温水倒在干净的毛巾上，然后敷在眼部，等温度下降后再换开水，持续10分钟即可。

药理：① 人的手指、手掌有许多与眼睛相关的反射区、经络、穴位，而我们的手指护眼操正是通过刺激这些反射区与穴位而达到保护视力效果的。

② 热敷眼睛的目的是对眼部进行加热，从而促进局部血液循环，这样既给了肌肉放松的力量，也给眼部细胞送去了更多的营养物质，从而达到高质量的新陈代谢，这样眼睛就不容易疲劳。

对一个正常人而言，80%以上的信息是通过眼睛获取的。眼睛可以说是我们与外界联系最佳的“窗口”。然而，这个“窗口”正在超负荷工作，快承受不住了！

为了不让眼疲劳成为职场人士的隐形杀手，我们向大家推荐手指护眼操，它能在短时间内让眼部疲劳得以缓解，保护视力。

具体是这样的。当看近物超过一个半小时或者眼睛有明显的不适时，可以先放下手上的工作，全身心放松，然后轻轻地闭上眼睛，接着做握拳伸掌的动作，频率不用太快，但要均匀，持续10分钟即可；然后再用任意一个拳头按压另外一只手的手心，频率保持匀速，持续 5 分钟即可；最后用一手的大拇指依次与另外四指相对用力按压，5 分钟即可。

这样做的医理就在于：人的手指、手掌有许多与眼睛相关的反射区、经络和穴位，而我们的手指护眼操正是通过刺激这些反射区与穴位而达到保护视力的效果。很多人不知道，人体神经分布最密集的区域之一就是双手，通过刺激手部的神经感受器，会使我们的大脑产生一种叫内啡肽的物质。内啡肽是身体内产生的一类内源性的具有类似吗啡作用的肽类物质。这些肽类除具有镇痛功能外，还具有许多其他生理功能，如调节体温、心血管、呼吸功能。所以对于工作紧张的上班族来说，是非常管用的。

除了手操，还可以对眼睛进行热敷以达到更好的效果。具体做法是：将温水倒在干净的毛巾上，然后敷在眼部，等温度下降后再换开水，持续 10 分钟即可，如果方便的话可以采用别的热水源。这种热敷眼睛的目的是对眼部进行加热，从而促进局部血液循环，这样既给了肌肉放松的力量，也给眼部细胞送去了更多的营养物质，从而达到高质量的新陈代谢，这样眼睛就不容易疲劳，同时免疫力还有所提高，一般就不会患眼疾了。

建议大家在长时间看电视、用电脑或看书报时，不妨试试以上两个偏方。只要坚持 2 周以上，就会养成习惯，从而为你的视力保驾护航。另外，还要注意日常的用眼习惯即佩戴眼镜的原则，如配副好眼镜。一副验光科学的眼镜，可使双眼获得最大的单视功能，达到最完美的视觉效果。如配镜不科学，则更易加剧视力疲劳，引发不适。再如用眼 45 分钟休息 5 分钟。过度用眼可能引发头疼、腰酸背痛等症状，工作一段时间后，哪怕不觉得眼累，也应让眼睛休息几分钟。另外，要多吃胡萝卜、鸡蛋。专家指出，应保证日常均衡饮食，多吃红枣、大豆、胡萝卜、鲜奶等。尤其要多吃鸡蛋，其中含有类胡萝卜素、叶黄素、玉米黄素等抗氧化物，其保护眼睛的效果比胡萝卜还好。

最后提醒大家的就是，慎用眼药水。几乎 90% 以上的眼药水都含有防腐剂。研究指出，防腐剂会降低角膜细胞的增殖和活力，使泪液蒸发速度加快，并且会延迟伤口愈合、加重干眼等。

面部按摩，预防松弛“电脑脸”

症状：电脑脸，面色枯黄，神情呆滞

妙方：用双手的中指和无名指的指头顺着额头中间位置向外推30次，以此类推，顺着面颊位置向外推30次，顺着唇角位置向外推30次，顺着脖颈向上推到下巴位置30次。

药理：舒筋活络，加速血液循环，改善新陈代谢，让皮肤处于活力状态。

电脑脸是指长期面对电脑而产生的电脑后遗症。经常与电脑打交道的人，由于长时间面对没有生命的电脑屏幕，而与人的交流越来越少，会导致脸色枯黄、神情呆滞、没有笑容，甚至缺乏生活热情、敏感多疑、以自我为中心、固执己见或对某事耿耿于怀。

每天在电脑面前工作数小时的职业女性，面部和下巴过早出现松弛，颈部也变成“火鸡脖子”，额头出现深层抬头纹，眼角也开始出现鱼尾纹……这些都是典型的电脑脸。同时，长时间使用电脑，由于眼压高、眼球收缩膨胀频繁，会使眼皮变为多层或缩为一层，严重者将无法恢复到正常形态，只能求助外科整形美容。为此，我们要提前预防。

这里教您一种消除电脑脸的面部按摩保健操。

1. 用双手的中指和无名指的指尖由额头中间位置向外推约4～8次，预防皱纹的出现。

2. 同样，用双手的中指和无名指指尖再在面颊位置向上推6～10次。这样做可以提升面颊肌肉的弹性，避免提前衰老。

3. 用双手的中指和无名指以适当力度在唇角位置向外推 4 ~ 8 次，能够有效地减少笑纹。

4. 最后以双手交替的方式，由脖颈向上推到下巴位置，做 10 ~ 12 次。这样做，下巴就不会松弛，还能有效减少双下巴的出现。

除了保健操，还要注意平时的办公习惯，例如最好每使用电脑 1 小时就休息 10 分钟。休息时起身走动，将下巴往上抬，踮踮脚尖做伸展，并且稍微闭目或轻轻按压眼球，舒缓使用过度的眼睛。此外，保持视线和电脑屏幕呈平视角度，这样就不会压迫到下颚及颈部肌肉，造成紧致曲线变型。

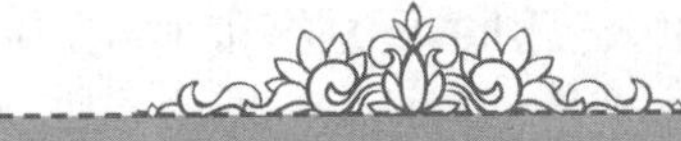

办公室防辐射，三样宝贝来搞定

症状： 受电磁辐射困扰

妙方： 绿茶 5 克，黄芪 5 克，每日早中晚冲饮；每日早晚各 1 个橙子。饭前食用。

药理： 辐射之所以会损伤人体，其实质就在于它能产生各种形态的自由基，而自由基积累到一定程度又会引发 DNA 损伤及变异。绿茶里的茶多酚成分和橙子里的维生素 C 以及黄芪都可以及时清除人体多余的自由基。

电磁辐射是以一种看不见、摸不着的特殊形态存在的物质。人类生存的地球本身就是一个大磁场，它表面的热辐射和雷电都可产生电磁辐射，太阳及其他星球也源源不断地产生电磁辐射。围绕在人类身边的天然磁场、太阳光、家用电器等都会发出不同强度的辐射。

电磁辐射所衍生的能量，取决于频率的高低：频率越高，能量越大。频率最高的 γ 射线其实是核辐射射线的一种，它和 X 射线的穿透力极强，可以进入人体的内部，并与体内细胞发生电离作用（即原子中的电子跑出来），叫做电离辐射，能对人体组织造成损伤。日常生活中 γ 射线不容易碰到，X 射线在家庭中主要来自显像管电视机和计算机显示器。显像管中的电子在高速运动中不可避免地会发射 X 射线，不过强度很低，这是因为在电视机和显示屏的设计和制造过程中对此会有严格的限制。通常要求它们的 X 射线辐射强度在距离屏幕约 5 厘米范围内测量的结果不能超过每小时 0.5 微伦琴，这相当于人们在高空飞行时受到的宇宙射线辐射的强度。当然，人们在使用电脑和看电视时不可能距离屏幕那么近，所以实际受到的辐射要低得多。何况，现在普遍使用液晶显示器和电视机，它们没有显像管，就不存在 X 射线辐射的问题。

日常生活中能够接触到的核辐射主要是宇宙射线，越到高空宇宙射线越强，防不胜防。高空飞行每小时受到的辐射量大约为 0.01 毫希，飞 10 小时相当于接受一次胸透拍片。也有研究认为一年在纽约和东京之间飞七个来回受到的辐射量就达到了放射工作人员的一年最高限值 50 毫希。要减少宇宙射线的辐射，除了减少高空飞行次数，没有别的好办法。其他的核辐射来自放射性物质，例如从土壤或建筑石材释放出来的放射性氡气。氡气产生射线的穿透性很差，但是被吸入人体后会诱发癌症，它是导致肺癌的第二大因素，仅次于吸烟。只有用专门的仪器才能检测到氡气的存在。

除了高频辐射，低频辐射同样对人体有害。人体的器官和组织都存在微弱的电磁场，它们是稳定和有序的，一旦受到外界电磁场的干扰，处于平衡状态的微弱电磁场将遭到破坏，人体也会遭受损害。这主要是低频电磁波所产生的影响，即人体被电磁辐射照射后，体温并未明显升高，但已经干扰了人体的固有微弱电磁场，使血液、淋巴液和细胞原生质发生改变，对人体造成严重危害，可导致胎儿畸形或孕妇自然流产，以及影响人体的循环、免疫、生殖和代谢功能等。

同时，人体 70% 以上是水，水分子受到电磁波辐射后相互摩擦，会引起机体升温，从而影响到体内器官的正常工作。体温升高会引发各种症状，如心悸、头胀、失眠、心动过缓、白细胞减少，免疫功能下降、视力下降等。

职场生活中，人们不可避免地要接触电脑、复印机、打印机、传真机、电话、空调、冰箱和微波炉，虽然一些主流观点认为，普通电器所发出的低频辐射不会对人体造成伤害，但是，同样无人能证明，当这么多电器聚合在一起时所产生的辐射对人体是没有害的。既然如此，我们就要防患于未然，尤其是准备怀孕的女性，更要加强预防。

那么，怎样预防呢？答案绝对不是只是穿防辐射服。防辐射服是由金属丝编织成的，它不可能挡住对人体有害的穿透性强的核辐射和X射线，而只是试图屏蔽日常环境中的电磁辐射。但是日常的电磁辐射是波长比较长的微波和无线电波，它们能够发生绕射，如果防辐射服不是全身全方位包裹，而是像孕妇服那样穿，那么电磁波还是能够从领口、袖口、下摆等开口处进入人体的。既然防辐射服无用，我们就要采取别的办法了。除了远离辐射源，我们建议职场人士还应该积极补充抗氧化剂，如维生素C、维生素E、β-胡萝卜素、番茄红素、葡萄籽、虾青素等抗氧化剂含量多的食品。这里向大家推荐一个偏方，既简单又管用，那就是绿茶和橙子。辐射之所以会损伤人体，其实质就在于它能产生各种形态的自由基，而自由基积累到一定程度又会引发DNA损伤及变异，造成单、双链断裂以及碱基损伤、DNA分子交联等。而绿茶里的茶多酚成分正好能够有效消除相关危害，所以建议大家要坚持喝绿茶。至于橙子的作用，主要是其中富含维生素C成分。同理，现代研究告诉我们，维生素C是自由基的克星，能够最大限度清除人体内的自由基，从而保护DNA的正常排序。另外，还可以冲泡黄芪喝，其中的作用同样不能小视。总之，只要坚持饮食这三种东西，一定会让职场人士远离电磁辐射的。

第二章

职场高压疾病妙方

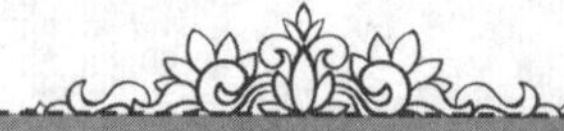

加班上火口溃疡，就找蜂蜜来帮忙

症状：口腔溃疡

妙方：将口腔洗漱干净，再用消毒棉签将蜂蜜涂于溃疡面上，涂擦后暂不要饮食。15分钟左右，可用蜂蜜连口水一起咽下，再继续涂擦，一天可重复涂擦数遍。

药理：现代研究发现，蜂蜜含有肾上腺皮质激素样物质和抑菌素，有较强的抗菌、消炎、收敛、止痛作用。含漱蜂蜜水有利于口腔黏膜上皮细胞的修复，从而促进溃疡面愈合。

口腔溃疡，民间一般称之为“口腔上火”或“口疮”，可发生在口腔黏膜的任何部位，以口腔的唇、颊、软腭或齿龈等处的黏膜多见，

目前，口腔溃疡的病因及致病机制仍不明确。口腔溃疡的诱因可能是局部创伤、精神紧张和食物、药物、激素水平改变以及维生素或微量元素缺乏。系统性疾病、遗传、免疫及微生物在口腔溃疡的发生、发展中可能起重要作用。由于病因不明，口腔溃疡的诊断完全是基于病史及临床表现，缺少可作为确诊依据的实验室指标。口腔溃疡预示着机体可能有潜在系统性疾病，如胃肠、血液和内分泌系统的疾病，但临床上大部分患者身体健康，无系统性疾病。

口腔溃疡可并发口臭、慢性咽炎、便秘、头痛、头晕、恶心、乏力、烦躁、发热、淋巴结肿大等全身症状。

中医认为该病是由于“脾不升清，胃不降浊”，虚火（浊气）上犯导致的，阴虚才是根本，溃疡只是虚火的一个外在表现。因此要想根治口腔溃疡，需要三分治疗七分养。口腔溃疡在很大程度上与个人身体素质有关，尽量避免诱发

因素，可降低发生率。

下面是治疗口腔溃疡的老偏方。

用勺子舀一点纯净蜂蜜，直接涂抹在患处，让蜂蜜在口中保留15分左右，然后用白开水漱口咽下，一天两三次。现代研究发现，蜂蜜含有肾上腺皮质激素样物质和抑菌素，有较强的抗菌、消炎、收敛、止痛作用。含漱蜂蜜水有利于口腔黏膜上皮细胞的修复，促进溃疡面愈合。另外，蜂蜜与茶叶冲泡含漱效果也佳。一般3日内疼痛消失，溃疡面缩小，3 ~ 5天愈合。治疗期间应戒烟酒，少吃辛辣食物。

除了蜂蜜，还有西瓜。西瓜是天然的中药“白虎汤”，具有清热解暑的良效，西瓜霜就是从此而来。取西瓜半个，挖出西瓜瓤，挤取汁液，瓜汁含于口中，2 ~ 3分钟后咽下，再含新瓜汁，重复数次。西瓜中最具清热功效的是西瓜翠衣，就是红瓤和绿皮之间的部分，用此疗法时，要多吃一些翠衣。

不过，以上均为口腔溃疡止痛、消炎的治标之法，并没有完全针对病因。实际上，发生溃疡是提示我们胃肠功能紊乱、某些营养缺乏、机体免疫力降低、口腔卫生不良或当前压力大以及紧张等。所以，日常要注意口腔卫生，保持心情愉快，避免过度劳累，多喝开水，多吃新鲜蔬菜、水果，饮食宜清淡、易消化，不要食用辛辣、刺激性食物，才是最有效的预防手段。

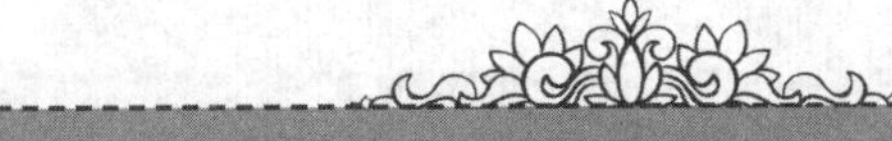

难看“熊猫眼”，土豆来帮忙

症状：休息不好时出现的眼袋水肿，黑眼圈

妙方：① 将土豆洗净，切成薄片，贴于水肿的眼袋或黑眼圈处，外敷30分钟。

② 先将毛巾浸冷水，冷敷眼周10分钟，之后再用热毛巾敷在眼部。持续热敷20分钟。

药理：① 土豆含有胆碱烷衍生物茄碱，这种物质能促进血液循环，从而活血化瘀，同时土豆中所含的大量淀粉具有吸水作用，能吸收发炎、肿胀组织里的水分，这样就可起到良好的消肿效果。

② 冷水敷眼是为了收缩局部血管，避免眼袋继续增大，因为血管遇冷就会收缩；再用热水敷眼是为了促使眼下的血液循环加快，尽快带走局部的代谢废物以及组织里的水分。

黑眼圈也是我们常说的“熊猫眼”，由于经常熬夜，情绪不稳定，眼部疲劳、衰老，静脉血管血流速度过于缓慢，眼部皮肤红细胞供氧不足，静脉血管中二氧化碳及代谢废物积累过多，形成慢性缺氧，血液较暗并形成滞流以及造成眼部色素沉着。年纪越大的人，眼睛周围的皮下脂肪越薄，所以黑眼圈越明显。

黑眼圈形成后应对症下药，及时治疗；对于精神抑郁形成的黑眼圈要保持精神愉快，减少精神负担，生活有规律，节制烟酒，保障充足的睡眠，促使气血旺盛，容颜焕发，加强眼部的按摩，改善局部血液循环状态，减少淤血滞留；对于遗传性难治的黑眼圈应以保持眼部皮肤的营养供应为主，如涂含油分、水分充足的眼霜，使眼部皮肤及皮下组织充满活力，淡化黑眼圈。

下面就为大家介绍一个非常管用的老偏方，即用土豆片或土豆泥外敷眼周皮肤。具体做法：将土豆洗净切片，贴在水肿的眼袋或黑眼圈周围，敷上 30 分钟即可。

看到这里，相信大家一定想知道为何选择土豆来消眼圈。其实，土豆含有胆碱烷衍生物茄碱，这种物质能促进血液循环，从而活血化瘀，同时土豆中所含的大量淀粉具有吸水作用，能吸收发炎、肿胀组织里的水分，这样就可起到良好的消肿效果。有些朋友可能在打针时也见过医生用土豆来消肿，其道理是一样的。

切好的土豆片因为僵硬而不容易紧贴皮肤，这让“熊猫眼”严重的人不知所措。为此，我们还有一个老偏方介绍给大家。即用“冷热毛巾敷脸法”：先将毛巾浸冷水，冷敷在眼周约 10 分钟，这样做是为了收缩局部的血管，避免眼袋继续增大，因为血管遇冷就会收缩；之后再用持续加热的热毛巾敷在眼部20分钟，这样做是为了促使眼下的血液循环加快，尽快带走局部的代谢废物以及组织里的水分。几番下来，你会惊奇地发现，黑眼圈不见了。当然，重复一次这样的动作，将收到更为惊人的效果。

盐水热敷，巧治颈肩疼痛

症状：颈肩疼痛，颈椎病，肩周炎

妙方：① 用热毛巾敷颈椎的患处，每次20分钟，早、晚若干次。

② 用电吹风吹颈椎的患处，每次15分钟，早晚若干次。

药理：用盐水或电吹风热敷意在通过温热的刺激，使颈肩部的气血得以流畅，打通淤滞。现代医学告诉我们，局部血液循环的改善会加快局部的新陈代谢，从而排走那些产生疼痛的物质，达到舒缓疼痛的效果。这正是颈肩按摩的原理。

颈肩痛的主要痛点在肩关节周围，故称肩关节周围炎，简称肩周炎。起病多因肩关节周围组织，如肌腟、滑囊等受冷冻、外伤、感染所致。不少患者是由风湿病引起的。除此之外，某种固定的身体状态促使颈肩部肌肉一直保持收缩状态，造成局部血液循环不畅，代谢物沉积，进而刺激局部神经，使其产生痛感。用中医理论说则为“气血淤滞”“不通则痛”。其主要症状为颈肩持续疼痛，上肢抬高、旋转、前后摆动受限，遇风遇冷感觉有沉重隐痛，如不及时治疗，拖延日久可使关节粘连、上肢变细、无力甚至形成失用性萎缩。该病疼痛特点是胳膊一动就痛，不动不痛或稍痛，梳头、穿衣、提物、举高都有困难。发作严重时可疼痛难忍，彻夜不眠。

用盐水热敷缓解颈肩痛的原理很简单，通过温热的刺激，能使颈肩部的气血得以流畅，打通淤滞。现代医学告诉我们，局部血液循环改善会加快局部的新陈代谢，从而排走那些产生疼痛的物质，达到舒缓疼痛的效果。这正是颈肩按摩的原理。

盐水热敷的具体做法是：先找到颈部压痛点，将毛巾放入滚烫的盐水中，汲水后于患处热敷，感觉温度有所下降时再重新汲水以保持温度。具体温度因人而异，不可过低也不可过高。敷完最好再按摩患处 10 分钟，这样效果更佳。热敷时间最好分为早中晚 3 次。

如果一时没有热水或者是不方便用热盐水敷的话，可以用电吹风来代替。电吹风“热敷”疗法的具体做法是：坐直以后，将热风对着压痛点吹，同时扭动颈肩或者用另外一只手按摩压痛点，其效果会更佳。

很多人都不知道，加强肩关节肌肉的锻炼可以预防和延缓颈椎病的发生和发展。据调查，肩关节肌肉发达、力量大的人群中，肩周炎发作的概率下降了 80%，所以，职场人士一定要加强身体锻炼，一个结实的身体不仅能抵抗颈椎疼痛，还可以打倒一切病魔。

睡眠不好就喝小米牛乳粥

症状：睡眠质量低下

妙方：先以小米 60 克煮粥，待粥将熟时，加入新鲜牛乳 250 克再煮。

药理：小米富含色氨酸，通过代谢，能够生成抑制中枢神经兴奋度、使人产生一定困倦感的 5- 羟色胺。5- 羟色胺还可以转化为具有镇静和诱发睡眠作用的褪黑素。不仅如此，小米中含有多种维生素、氨基酸、脂肪和碳水化合物，一般粮食不含有胡萝卜素，但小米中的含量却高达 0.12 毫克 /100 克，维生素

B_1的含量也位居所有粮食之首，而同等重量中，小米的含铁量还比大米高1倍。而牛奶有两种催眠物质，其一是能够促进睡眠血清素合成的原料l色氨酸，由于l色氨酸的作用，往往只需要一杯牛奶就可生成具有调节作用的肽类，其中有好几种“类鸦片肽”，这些物质可以和中枢神经或末梢神经的鸦片肽受体结合，发挥类似鸦片的麻醉作用，使全身产生舒适感，有利于入睡。

失眠又称入睡和维持睡眠障碍，表现为各种原因引起的入睡困难、睡眠深度或频度过短、早醒及睡眠时间不足或质量差等，是一种常见病。

日常生活中，思想的冲突、工作的紧张、学习的困难、希望的幻灭、亲人的离别等一些消极因素，或是成功的喜悦等积极因素，都会引发失眠，像这种失眠就是心理性失眠。

失眠在《内经》中称为“目不瞑”“不得眠”“不得卧”，并认为失眠原因主要有两种：一是其他病症影响，如咳嗽、呕吐、腹满等，使人不得安卧；二是气血阴阳失和，使人不能入寐。

一旦发现自己的睡眠有问题，应及时调整自己的作息时间和生活规律，同时也可尝试一下食疗法。小米粥就是一种不可多得的助眠食物，对缓解失眠大有帮助。

其药理就在于，小米是补中益气的代表食品之一，更是不可多得的助眠食物。它富含色氨酸，通过代谢，能够生成抑制中枢神经兴奋度、使人产生一定困倦感的5–羟色胺。5–羟色胺还可以转化为具有镇静和诱发睡眠作用的褪黑素。不仅如此，小米中含有多种维生素、氨基酸、脂肪和碳水化合物，营养价值较高。一般粮食不含有胡萝卜素，但小米中的含量却高达0.12毫克/100克，维生素B_1的含量也位居所有粮食之首，而同等重量中，小米的含铁量还比大米高1倍，这些都使得小米成为老人和产妇理想的滋补品。

晚餐时喝上一碗小米粥，既营养丰富，又有助于睡眠。具体做法是：小米100克、茯苓粉20克、龙眼肉20克，加适量水煮成粥，具有健脾补血、养心安神的功效，尤其适合于长期从事脑力劳动和因心脾不足而产生失眠的人。不过，由于小米的蛋白质营养价值并不比大米更好，小米赖氨酸过低而亮氨酸又过高，所以不能完全以小米为主食，应注意搭配，以免缺乏其他营养。

除了小米，还有一种助眠的宝物，那就是牛奶。牛奶有两种催眠物质，其一是能够促进睡眠血清素合成的原料l色氨酸，由于l色氨酸的作用，往往只需要一杯牛奶就可生成具有调节作用的肽类，其中有好几种“类鸦片肽”，这些物质可以和中枢神经或末梢神经的鸦片肽受体结合，发挥类似鸦片的麻醉作用，使全身产生舒适感，有利于入睡。因此睡眠不佳者睡前可喝一杯温牛奶。或者是将小米与牛奶混合做成牛乳粥：先以粳米60克煮粥，待粥将熟时，加入新鲜牛乳250克再煮。

除了食疗外，失眠的朋友还应该注意寝具是否合适，比如枕头，这个最容易被人们忽略的东西，有时却是让人失眠的罪魁祸首。据统计，全世界6亿失眠者中有1亿5千万都是由于不舒适的枕头造成的。所以挑选适合的枕头非常重要，这与我们的健康紧密相关。过高的枕头会破坏颈椎的自然弯曲度，使颈后的肌群和韧带紧张、僵硬。如果早上起来感觉脖子忽然变得僵硬，活动不便，而头天又没做过什么大幅度的运动，那就要考虑是不是因枕头过高而落枕了。枕头过低，会使下颌自然上抬，咽喉受到压迫，口腔里的小舌自然下垂，阻塞呼吸道。尤其是在吸气的时候，口腔后上方的那块软腭发生振动，随着空气的进入，发出“呼噜呼噜”的打鼾声。所以如果经常听到有人抱怨你打呼噜的话，可以试试在头下放一块厚毛巾增加枕头的高度。而且，打呼噜不仅会让自己睡眠质量下降，还导致周围人夜不能寐，甚至失眠。如果枕头太软，头部就会深陷其中，血流过于集中，血管壁压力增大，面部肌肉受力，致使早上起来眼睛肿肿的，还会感到轻微头疼。如果经常发现眼睛浮肿，可以考虑换一个结实点的枕头。过硬的枕头会使颈动脉受压，血液循环不畅，继而引发大脑缺氧、微循环局部障碍。缺氧的直接反应就是唾液分泌增加，并长时间习惯性张嘴呼吸。如果总是发现枕巾上湿湿的一大片，就要考虑换一个柔软点的枕头。

防治冠心病，就用豆和醋

症状： 冠心病及其他心血管疾病

偏方： 买1千克米醋，浸泡黑豆1千克，密封15天，一日三餐前食20～30粒。如果没有黑豆，用黄豆代替也行。

药理： 人体内活性氧自由基具有一定的功能，如免疫和信号传导过程。但过多的活性氧自由基就会产生破坏作用，导致人体正常细胞和组织的损坏，从而引起多种疾病，如心脏病、老年痴呆症、帕金森病和肿瘤。自由基被称为万病之源，是人体衰老和疾病的主要原因。而黑豆中的黑豆色素正好有抗氧化作用，能“取出”体内多余的自由基，使血液循环顺畅，用来预防动脉硬化、高血压及冠心病。

有位母亲患冠心病达六七年了，被心律不齐、期前收缩、房颤、心绞痛、心肌缺血等症状折磨得非常痛苦，住院治疗两三次，病情虽然得到缓解，但是到易发病季节还是偶尔犯病。后来，她的女儿在报刊上看到了醋豆治病的文章，觉得食用醋豆既能治疗母亲的疾病，又简单易行，于是建议母亲试用醋豆治病。没想到半年后，冠心病相关症状竟无影无踪了。这正是我们为大家介绍治疗冠心病的上等偏方——醋豆。

醋豆为何能治冠心病？首先来了解一下此病。冠心病，就是冠状动脉性心脏病的简称，指由于脂质代谢不正常，血液中的脂质沉着在原本光滑的动脉内膜上，在动脉内膜一些类似粥样的脂类物质堆积而成白色斑块，称为动脉粥样硬化病变。这些斑块渐渐增多造成动脉腔狭窄，使血流受阻，导致心脏缺血，产生心绞痛。如果动脉壁上的斑块形成溃疡或破裂，就会形成血栓，使整个血管血流完全中断，发生急性心肌梗死，甚至猝死。

既然冠心病如此可怕，我们就要及时防治。那么，如何防治呢？这里为大家推荐黑豆。

想必大家都听说过日本人餐餐离不开黑豆。“黑色给你力量”，这是日本餐馆最流行的一句广告语。黑米、黑芝麻、黑豆、黑木耳、黑枣、乌鸡、乌贼、海带、紫菜等，食物一旦“抹了黑”，身价立即倍增。而黑豆又是这股黑旋风中的佼佼者。

黑豆最大的功能是消除自由基。而自由基正是危害冠心病患者的最厉害的杀手。什么是自由基？这里为大家解释一下，化学上也称其为“游离基”，是含有一个不成对电子的原子团。由于原子形成分子时，化学键中电子必须成对出现，因此自由基就夺取其他物质的一个电子，使自己形成稳定的物质。在化学中，这种现象称为“氧化”。我们生物体系主要遇到的是氧自由基，例如超氧阴离子自由基、羟自由基、脂氧自由基、二氧化氮和一氧化氮自由基。加上过氧化氢、单线态氧和臭氧，通称活性氧。体内活性氧自由基具有一定的功能，如免疫和信号传导过程。但过多的活性氧自由基就会产生破坏作用，导致人体正常细胞和组织的损坏，从而引起多种疾病，如心脏病、老年痴呆症、帕金森病和肿瘤。此外，外界环境中的阳光辐射、空气污染、吸烟、农药等都会使人体产生更多活性氧自由基，使核酸突变，这是人类衰老和患病的根源。自由基被称为万病之源，是人体衰老和身患疾病的主要原因。

因为过剩的自由基会损伤细胞，和动脉硬化、癌症等疾病息息相关，所以，我们要想办法去除自由基，而黑豆中的黑豆色素正好有抗氧化作用，能“取出”体内多余的自由基，使血液循环顺畅，用来预防动脉硬化和高血压及冠心病。

不过生吃黑豆口感不好，难以下咽，煮熟后再用醋腌渍，味道就好了很多，容易让人接受。同时，黑豆与醋结合后，含有 40%～50%蛋白质，还含有皂苷素、不饱和脂肪酸、碳水化合物、胡萝卜素、钙、铁、维生素 B_1 和维生素 B_2、烟酸酯等，这些物质能有效地消除血管壁上的脂肪，降低胆固醇含量，为此，醋豆有防治动脉硬化、脑血栓和肥胖症的功效。

另外，黑豆与蓝莓一样，具有增强视力的作用。而且，黑豆色素能将皮肤里的胶原蛋白连接在一起，使皮肤光洁紧绷。因此，黑豆在日本是男女老少皆宜的健康食品，尤其受到中年男性和爱美女性的喜爱。

醋豆的具体做法很简单，买 1 千克米醋，浸泡黑豆 1 千克，密封 15 天，一日三餐前食 20 ~ 30 粒。如果没有黑豆，用普通的黄豆代替也行。

巧用膻中穴提高免疫力

症状：免疫力低下，引发各种疾病

妙方：每天早上起床前或晚上睡觉前各按揉一次，每次顺时针按揉 36 次。按揉时要找准位置（两乳头连线的中点）。按揉的频率和轻重视个体而定，手法不宜过重。

药理：膻中位于胸腔里边，旁边是肺、心和胃，这些都是人体重要的脏器。中医把人体分成上、中、下三焦。心肺在上焦，脾胃在中焦，肝肾在下焦。膻中对于中上焦脏腑的功能有非常好的调节作用，特别是位于上焦的脏器，如肺和心。呼吸、胃、肾三气都汇聚到膻中这个位置，膻中也就成了人体宗气所汇聚的特殊部位。

身在职场，各种原因都有可能导致免疫力无法正常发挥作用，使身体容易被细菌、病毒等感染，最明显的表现就是容易生病。而现代的免疫学认为免疫力是人体识别和排除“异己”的生理反应，如果人体的免疫力低下，身体就容易被感染或有患上癌症的可能。

中医讲：“正气充足则邪不可干”。意思是指如果人体的正气和免疫力比较强，身体就不容易被外邪伤害，那么，怎样才能提高我们自身的免疫力呢？

我们经常会在武侠小说中看到这样的描述，武林高手“挥手间就点中了对方的膻中穴，轻者动弹不得，重者是当场毙命”。这个膻中穴真有这么神奇的效果吗？它对我们的养生保健意义何在？

膻中穴是人体非常重要的一个穴位，在受到强大外力刺激时，确实可能给人造成很大的伤害，因此武侠小说中的描写并没有过分夸大。

膻中穴在人体两乳之间，中医对它所在位置的具体描述是：胸之内，两肺之间，心之外，胃之上。从这个描述可以看出，膻中位于胸腔里边，旁边是肺、心和胃，这些都是人体重要的脏器。中医把人体分成上、中、下三焦。心肺在上焦，脾胃在中焦，肝肾在下焦。膻中对于中上焦脏腑的功能有非常好的调节作用，特别是位于上焦的脏器，如肺和心。呼吸、胃、肾三气都汇聚到膻中这个位置，膻中也就成了人体宗气所汇聚的特殊部位。因此，古人还给膻中穴起了一个很形象的名字，叫做“气汇”。

因此，建议大家每天早上起床前或晚上睡觉前各按揉一次，每次顺时针按揉此穴位 36 次。按揉时要找准位置（两乳头连线的中点）。按揉的频率和轻重视个体而定，手法不宜过重。长此以往，你的免疫力将无人能敌，职场的佼佼者也将非你莫属。

除了用穴位提高免疫力外，还有一个食疗方值得尝试。具体做法是：取胡萝卜、香菇、牛蒡、白萝卜、白萝卜叶各 50 克，加水 1000 克，温火煮开，冷却后取汤汁服用。其药理在于蔬菜汤中的胡萝卜、香菇、牛蒡、白萝卜、白萝卜叶是五种高碱性蔬菜，用其熬成的汤汁能有效地将百病之源的酸性体质调节成弱碱性体质，可极为有效地增强人体的免疫系统和抗氧化能力。

三个老偏方，告别偏头痛

症状：头痛，头昏

妙方：① 紫菜 250 克，鸡蛋 2 个，煮汤，每日饮用 1 ~ 2 次。

② 将新鲜的姜取汁，抹于鼻孔内。

③ 用热毛巾敷额头，再将双手浸没于热水中，水温以手入水后能忍受的极限为宜，坚持浸泡半个小时左右。

药理：① 紫菜里含有大量的镁元素，有镁元素的“宝库”之称。据测定，100 克紫菜里含有 460 毫克镁，而 1 千克鸡蛋不过才有 230 毫克镁，而正是镁对偏头痛有预防作用。现代医学研究表明，镁的缺乏在一些最主要的偏头痛发病机制理论中显得尤为突出，偏头痛发作期血清镁及红细胞镁水平均低于正常对照组。

② 姜汁进入鼻孔内会引起强烈的条件反射，而这种条件反射会将中枢神经的感受器吸引过来，同时，头痛所引起的条件反射也就被本能地忽略了。

③ 用热毛巾敷额头，以达到加速血液循环的目的，当更多的血液为头部细胞提供氧及营养物质时，被头痛所损害的大脑部位就会加速愈合。用热水浸泡双手及按摩疼痛点同理。

头痛是一种常见病，历代医家认为，头部经络为诸阳经交会之处，凡五脏精华之血，六腑清阳之气，都上会于此。如果六淫外侵，七情内伤，升降失调，郁于清窍，清阳不运，都会导致头痛。

职场人士经常抱怨一想问题就头疼，疼到睡不着觉，疼到生不如死……其实，仔细观察就会发现，这与自己的紧张有关系。紧张性头痛发作时间一般要持续几个小时甚至一天，大多是由于忧郁或者焦虑，头、面、颈、肩等部位的肌肉持久性痉挛、血管收缩而产生的疼痛，并牵涉或者扩散至头部所致，属于功能性头痛。

其实，头痛本身就是身体的一种保护机制，在工作过度繁重、压力超过自身所能承受的范围、注意力高度集中等情况下，身体就处于透支状态，所以需要休息，需要调节，需要放松。

除却紧张性的功能头痛，偏头痛也是最典型的一种头痛。偏头疼是反复发作的一种搏动性头疼，属众多头疼类型中的“大户”。它发作前常有闪光、视物模糊、肢体麻木等先兆，约数分钟至 1 小时左右出现一侧头部一跳一跳地疼痛，并逐渐加剧，直到出现恶心、呕吐后，感觉才会有所好转，在安静、黑暗环境内或睡眠后头疼缓解。在头痛发生前或发作时可伴有神经、精神功能障碍。偏头痛患者比平常人更容易发生大脑局部损伤，进而引发中风。其偏头痛的次数越多，大脑受损伤的区域就越大。

既然头痛不是小事，就应该认真对待。这里为大家推荐一个很管用的偏方。具体做法是：将新鲜的姜取汁，抹于鼻孔内，其药理在于姜汁进入鼻孔内会引起强烈的条件反射，而这种条件反射会将中枢神经的感受器吸引过来，同时，头痛所引起的条件反射也就被本能地忽略了。在运用这一方法的同时还可以用热毛巾敷额头，以达到加速血液循环的目的，当更多的血液为头部细胞提供氧及营养物质时，被头痛所损害的大脑部位就会加速愈合。

另外，梳摩痛点能起到缓解疼痛的作用，将双手的 10 个指尖放在头部最痛的地方，像梳头那样进行轻度的快速梳摩，每次梳摩重复 100 次，每天早、中、晚各做一遍。同时，偏头痛发作时，可将双手浸没于热水中，水温以手入水后能忍受的极限为宜，坚持浸泡半个小时左右，便可使手部血管扩张和血液循环加快，从而使偏头痛逐渐减轻，此法医理与上面的医理是相同的。

最后还有一个食疗的偏方，即紫菜蛋花汤。买一种叫海苔 (即紫菜干) 的零食，多吃这种食物，能减少偏头痛的发作。其药理在于紫菜里含有大量的镁元素，有镁元素的“宝库”之称。据测定，100 克紫菜里含有 460 毫克镁，而 1 千克鸡蛋不过才有 230 毫克镁，而正是镁对偏头痛有预防作用。现代医学研究表明，镁的缺乏在一些最主要的偏头痛发病机制理论中显得尤为突出，偏头痛发作期血清镁及红细胞镁水平均低于正常对照组。另外，我们通过与疼痛对照组比较，说明手术后及肿瘤等引起的疼痛与镁水平无关，从而提示偏头痛的发作是因为镁缺乏，而不是由于疼痛导致低镁。镁是人体必需的微量元素，实验研究表明：①镁能明显抑制儿茶酚胺、组织胺及 5- 羟色胺的血管收缩活性；②镁可阻滞天门冬氨酸受体，从而抑制神经细胞钙离子内流。综上所述，镁与偏头痛有着密切的关系，补充镁元素可以缓解肌肉紧张和痉挛引发的头痛。

最后要注意的是，像干奶酪、巧克力、酒和含咖啡因的饮料如茶、咖啡以及腌熏的肉类如香肠、火腿等，都有可能诱发偏头痛，所以应该尽量忌口，这样才能保证最好的预防效果。此外，精神紧张或过度失眠也容易诱发偏头痛，希望引起大家注意。身体是革命的本钱，劳逸结合很重要。

摇头晃脑有助于提高记忆力

症状：记忆力下降

妙方：把两腿跷在椅子或者桌子上几分钟，记住，腿一定要高过心脏位置。没事的时候摇摇头、晃晃脑也有助于记忆力的提高。

药理：人在进行脑力活动时，脑细胞需要大量的氧气，耗氧量占全身耗氧量的1/5～1/4。由于大脑本身并不能储备更多的能量，需要机体内的其他组织细胞将能量源源不断地供给，而当一个人的双腿跷起高过心脏之后，脚和腿部的血液会回流到肺部及心脏，不仅可以减轻脚部和腿部静脉的压力，还可使头部的供血量大大增加，使大脑皮层脑细胞的活动不再受到抑制。偏方中的摇头晃脑也是为了达到这个目的。

久坐办公室的人，常常有头晕脑涨、记忆力减退的感觉，这是因为活动量不够、血液流通不畅而导致的脑部供血与供养不足。人的记忆过程，就是大脑皮层神经细胞积极活动并进行记录和保存的过程。人一旦疲劳，尤其是大脑疲劳时，其大脑皮层脑细胞的活动就会受到抑制，甚至处于半休眠或休眠的状态。这时，外界进入大脑的任何信息都不可能得到有效的接收和反应。因此，要增强记忆力，其首要任务就是缓解脑疲劳。众所周知，人在进行脑力活动时，脑细胞需要大量的氧气。虽然人脑重量不过1.4千克，但它的耗氧量却占全身耗

氧量的1/5～1/4，是全身需氧量最多的“大户”，所需能量都要由细胞来供给。劳动繁重或紧张时，其所需的氧气和养分都会成倍地增加，由于大脑本身并不能储备更多的能量，它需要机体内的其他组织细胞将能量源源不断地供给它，如果补充不及时即会形成脑疲劳，脑倦怠。如果大脑处于倦怠和亚健康状态，其记忆力势必大打折扣。记忆力减退是脑疲劳必然的表现形式。因此，要保持大脑良好的记忆功能，必须保证大脑皮层清新活跃，供氧充分。

这里向大家推荐几种提高记忆力的方法，很管用，有心人可以尝试。

首先，把两腿跷在椅子或者桌子上几分钟，记住，腿一定要高过心脏位置。当一个人的双腿跷起高过心脏之后，脚和腿部的血液会回流到肺部及心脏，这不仅可以减轻脚部和腿部静脉的压力，还可使头部的供血量大大增加。

其次，没事的时候摇摇头、晃晃脑也有助于记忆力的提高。颈动脉是向脑部供血的管道，摇头晃脑可使这些组织得到活动，不但可以增加脑部的供血，还可以减少脂肪在颈动脉血管沉积的可能，有利于高血压、颈椎病的预防。

还有，不经意间的伸懒腰，对大脑也有好处。身体长时间处于一种姿势时，上肢肌肉组织的末梢血管会淤积很多血液，伸懒腰的过程，恰是肌肉收紧和放松的过程，淤积的血液回流心脏，心脏得到的血多了，输往全身各处的血也就多了，大脑也能分得一杯羹。

最后，可以尝试梳头。上面已提过，良好的头部血液循环功能有助于提高记忆力，延缓大脑衰老。随身携带一把牛角梳，或者以指梳头，可改善头皮的血运。

常吃大蒜健脑益智

症状： 脑功能低下

妙方： 常食大蒜。

药理： 供应大脑的能量，单纯有葡萄糖而没有足够的维生素 B_1，葡萄糖就无法转变为脑的能量，会造成糖代谢产生的酸性物质在脑内堆积，反而影响了正常的大脑功能。所以要想使葡萄糖发挥应有的作用，就需要足够量的维生素 B_1 的存在。大蒜本身并不含大量的维生素 B_1，但它能增强维生素 B_1 的作用，因为大蒜可以和维生素 B_1 结合产生一种叫“蒜胺”的物质，而蒜胺的作用远比维生素 B_1 要强得多。因此，在有充分葡萄糖供应的前提下，平时适当吃一些大蒜，就足可以促进葡萄糖转变为大脑能量，使大脑功能大大提高。

一谈到食用大蒜的益处时，大多数人认为它有消炎、杀菌作用，特别是对肠道传染病防治早已被大家所熟知，现代科学研究还发现大蒜有降血脂、降血压、降血糖等作用，但是知晓大蒜能健脑者恐怕就为数不多了。人的大脑活动所需要的能量来源主要依靠葡萄糖，而葡萄糖的来源则主要是食物。碳水化合物如米、面粉进入人体后可分解成葡萄糖，蛋白质经过消化、分解、吸收后也能被肝脏转变为糖原并储存起来，到必要的时候又可以分解成葡萄糖而供应大脑及身体其他组织器官的需要。除此之外，供应大脑的能量，单纯有葡萄糖而没有足够的维生素 B_1，葡萄糖就无法转变为脑的能量，会造成糖代谢产生的酸性物质在脑内堆积，反而影响了正常的大脑功能。所以要想使葡萄糖发挥应有的作用，就需要足够量的维生素 B_1 的存在。大蒜本身并不含大量的维生素 B_1，但它能增强维生素 B_1 的作用，因为大蒜可以和维生素 B_1 结合产生一种叫“蒜胺”的物质，而蒜胺的作用远比维生素 B_1 要强得多。因此，在有充分葡萄糖供应的前提下，平时适当吃一些大蒜，就足可以促进葡

萄糖转变为大脑能量，使大脑功能大大提高。所以学龄儿童及经常用脑的成年人常食点蒜就十分有必要。但是，大蒜味道特殊，食后的气味令人难以接受，所以一定要在食用后以茶水漱口，这样可以清新口气。

除此之外，还有几种提高脑功能的做法，都属举手之劳，不妨借鉴。例如，有意识地打哈欠。打哈欠是一种因脑贫血或者脑供氧不足而引起的反射现象。通过打哈欠可以使人体自然而然地向血液输送氧气，同时也可以把二氧化碳从体内充分排出来。或者坐在椅子边，让后背肩胛骨紧靠在椅子背上，用力向前伸腿，两手尽量向上举，使自己成一直线，并在此时张嘴巴，打一个大哈欠，清醒一下大脑，使精神为之一振。此外，笑对大脑也很有好处，从生理上来说，它是横膈膜的间歇性痉挛运动，是一种快节奏的连续腹式呼吸，可以使脑兴奋。另外，还可以用漱口的方法来增强脑的活力。我们喝一口冷水，口腔内的血管就会暂时收缩，产生条件反射，从而使血液循环得到改善，也使脑的供血得到相应的改善。

常喝苏打水，巧解痛风之痛

症状： 痛风，身体免疫系统出现过敏而造成的炎症

妙方： 饮苏打水。

药理： 痛风是长期嘌呤代谢障碍，由血尿酸增高引起。当血中尿酸浓度达到饱和溶解度时，这些物质最终形成结晶体，积存于软组织中。如果有诱因引起沉积在软组织如关节膜或肌腱里的尿酸结晶释出，那便导致身体免疫系统因出现过敏而引发炎症。嘌呤高的食物都是酸性极高的食物，如果在进食这类食物时配苏打水、茶水、鲜奶、乳酸菌饮品和碱性的蔬菜、水果，就可以中和尿酸盐溶解度，有利于尿酸排出，因而大大降低得痛风的概率。

俗话说“海鲜就啤酒，痛风跟着走”，那么，吃海鲜时配什么能大大降低患痛风的危险呢？答案就是，能够中和嘌呤的碱性食物。

痛风是长期嘌呤代谢障碍，由血尿酸增高引起。进食含有过多嘌呤成分的食品，而在新陈代谢过程中，身体未能将嘌呤进一步代谢成为可以从肾脏中经尿液排出的排泄物。当血中尿酸浓度达到饱和溶解度时，这些物质最终形成结晶体，积存于软组织中。如果有诱因引起沉积在软组织如关节膜或肌腱里的尿酸结晶释出，那便导致身体免疫系统因出现过敏而引发炎症。

痛风可以由饮食，天气变化和外伤等因素引发。饮酒容易引发痛风是因为酒精在肝组织代谢时，大量吸收水分，使血浓度加强，使原来已经接近饱和的尿酸，加速进入软组织，形成结晶，导致身体免疫系统过度反应即敏感而造成炎症。痛风古称“王者之疾”，因此症好发在达官贵人的身上，如元世祖忽必烈晚年就因饮酒过量而饱受痛风之苦。

临床上痛风多呈发作性，发作时表现为某一局部剧烈疼痛，重则背不能动，或手不能举，或足不能履地，并且有日轻夜重和转移性疼痛的特点。经休息和治疗虽可好转，但时息时发，日久可致受损部位出现肿胀、畸形，恢复较为困难，甚至可出现水肿，小便不利等危重症状，所以一定要坚持治疗。

嘌呤高的食物都是酸性极高的食物，如海鲜、动物内脏、浓肉汤等。如果食用嘌呤高的食物，尤其以常食火锅汤者发病率更高。吃火锅、海鲜再加喝啤酒，促进血液中尿酸猛增，这可是雪上加霜。相反，如果在进食这类食物时配苏打水、茶水、鲜奶、乳酸菌饮品和碱性的蔬菜、水果，就可以中和尿酸盐溶解度，有利于尿酸排出，因而大大降低得痛风的概率。

苏打水，就是含小苏打的水。因水中含有解离的碳酸氢根离子，故而呈碱性。在临床工作中，内分泌科医生给痛风或高尿酸血症病人的处方中，一般都含有小苏打片。喝苏打水可以收到同样或类似的效果。

就算您没有吃含大量嘌呤的食物，也可以喝一些苏打水。例如胃酸分泌过多的胃病病人，多喝一些苏打水，可以中和胃酸。反之，胃酸分泌过少的胃病病人，则不要大量饮用苏打水，否则会加重胃酸缺乏。

要注意的是，苏打水含有较多的钠，而减少钠或食盐的摄入量是治疗高血压的重要措施。所以，高血压病人最好不要喝苏打水，或者喝苏打水的同时，减少食盐的摄入量。

此外，能够中和嘌呤的碱性食物还有鸡蛋、玉米、生菜、冬瓜、油菜、卷心菜、胡萝卜、芹菜、黄瓜、茄子、莴笋、番茄、萝卜、泡菜、西瓜。嘌呤含量较少的食物有芦笋、菜花、扁豆、豌豆、菠菜、蘑菇、麦片、青鱼、金枪鱼、龙虾、火腿、麦麸面包。这些都是吃火锅和海鲜的“最佳搭档”。

治疗盗汗的神药——桑叶

症状：夜间盗汗

妙方：糯米桑叶粥：糯米 50 克、桑叶 10 ～ 15 克。将桑叶洗净，然后泡进水里稍作熬制，再将熬好的桑叶水用来熬粥，轻度盗汗者食用 3 ～ 4 天后即可见疗效，重度盗汗者食用 1 周后可见疗效。

药理：盗汗多是阴虚内热，虚阳上亢，津液不固所致。桑叶味甘性寒，甘能养血滋阴，寒能泻热，切中盗汗症阴虚火旺的病机。现代研究发现，桑叶中含芸香甙和槲皮素因能保持毛细血管正常抵抗力，减少通透性而起止汗作用。临床应用证明，无论桑叶单用或配伍用，都具有较佳的止汗功效。如是全身出冷汗时，桑叶煮汤后可适量加点益气补血的红糖，效果更佳。盗汗伴失眠者，桑叶配五味子煎服，也不失为止盗汗、助入眠的妙品。

中医认为：肾主五液，入心为汗。《医宗必读》云：“肾阴衰不能内营而退藏，则内伤而盗汗。”当此之时，治宜滋阴降火。大部分多汗是自主神经紊乱引起的，其发病机制主要是交感神经异常兴奋所引起。如果患者做完各种检查没有发现问题，就可以确定是自主神经紊乱引起的。

相传宋代时，某日严山寺来一游僧，身体瘦弱胃口极差，每夜一上床入寐就浑身是汗，醒后衣衫尽湿，甚至被单、草席皆湿，二十年来多方求医皆无效。一日，严山寺的监寺和尚获知游僧的病情后，便说："不要灰心，我有一祖传验方治你的病保证管用，还不用你花分文，也没什么毒，何不试试？"翌日，天刚亮，监寺和尚就带着游僧来到桑树下，趁晨露未干时，采摘了一把桑叶带回寺中。叮嘱游僧焙干研末后每次服 2 钱，空腹时用米汤冲服，每日 1 次。连服 3 日后，缠绵二十多年的沉疴竟然痊愈了。游僧与寺中众和尚无不惊奇，佩服监寺和尚药到病除。

其实，桑叶治病入药始于东汉。《神农本草经》时列为"中品"。现代中医习惯将它列入辛凉解表类药物中，作疏风清热、凉血止血、清肝明目之用，其实桑叶还有止盗汗的作用。而《神农本草经》中亦早就有"桑叶除寒热、出汗"的记载；《丹溪心法》中亦有"桑叶焙干为末，空心米汤调服，止盗汗"之妙录。近年来，不少医生用桑叶在临床上治盗汗，屡用屡效，患者不妨一试。具体方法是：糯米 50 克、桑叶 10 ~ 15 克。将桑叶洗净，然后泡进水里稍作熬制，再将熬好的桑叶水用来熬粥，轻度盗汗者食用 3 ~ 4 天后即可见疗效，重度盗汗者食用 1 周后可见疗效。

此法的药理在于，盗汗多是阴虚内热，虚阳上亢，津液不固所致。桑叶味甘性寒，甘能养血滋阴，寒能泻热，切中盗汗症阴虚火旺的病机。现代研究发现，桑叶中含芸香甙和槲皮素能保持毛细血管正常抵抗力，减少通透性而起止汗作用。临床应用证明，无论桑叶单用或配伍用，都具有较佳的止汗功效。如是全身出冷汗时，桑叶煮汤后可适量加点益气补血的红糖，效果更佳。盗汗伴失眠者，桑叶配五味子煎服，也不失为止盗汗、助入眠的妙品。

止鼻血就用冰水

症状：流鼻血

妙方：紧捏住鼻梁上部硬骨两侧的凹陷处，同时喝几口冰冻水，嘴里再留一口，最后将冰冻水瓶紧贴于前额，几分钟即可止血。

药理：鼻梁上部硬骨两侧的凹陷处，被称做立特氏区，其表面的黏膜很薄，有丰富的血管，当空气干燥的时候，薄薄的黏膜上就容易长痂。紧捏住凹陷处，为了压迫出血区以止血。而冰水贴额就在于通过冰水使毛细血管收缩，停止出血。

流鼻血不是简单的“鼻子出点血”，流鼻血是因肺燥血热引起的一种顽固性疾病，对人体的损害相当严重，如治疗不当或不及时会诱发鼻黏膜萎缩、贫血、血小板减少、记忆力减退、视力下降、免疫力低下，严重的患者会将血液或血块吸入气管造成窒息。

很多人流鼻血后第一反应是仰起头止血，其实这是很不正确的做法。这样容易导致鼻血倒流进入咽喉、胃部等器官，对这些器官造成不良刺激，严重的还会吸呛入气管及肺内，造成危险。正确的做法是，保持正常直立或稍向前倾的姿势，压迫止血。即使有少量的凝血块堵住鼻腔也没有关系，凝血块中的凝血物质可有助于血液凝固。

流鼻血有很多原因，有鼻外伤、黏膜上结干痂皮、受酸和碱等异物的损伤、日晒过热、饮酒过多等。常流鼻血是心血管系统、内器官、各种感染、血液疾病和其他疾病的并发症。流鼻血很多人常常认为是鼻子本身出了问题，这其实有点令医生头疼了，对于经常流鼻血应辩证诊断。

中医认为流鼻血是由于人的气血上逆导致的。鼻属于肺窍，鼻子出现病症，一般来说，与肺和肝等部位出现异常有很大的关系。当人的气血上升，特别是肺气较热时，人就会流鼻血。肺气过热时，人的眼底也会带血或出血。上火和流鼻血的原因是一样的，都是气血上逆导致的结果。流鼻血按成因可分为燥热及虚弱两类，多数常流鼻血的人兼具两种症状，即中医所说的阴虚火旺。

当鼻腔过于干燥时，里面的毛细血管就会破裂，导致流血。从临床上来看，90% 的流鼻血现象都属于血管破裂导致的血管性流血。对此，患者不用太紧张，大多数情况下可以自行处理，及时止血即可。比如压迫止血，即紧捏住鼻梁上部硬骨两侧的凹陷处，这个部位被称做立特氏区，其表面的黏膜很薄，有丰富的血管，当秋冬空气干燥的时候，薄薄的黏膜上就容易长痂。但令人不可思议的是，有时，一个不期而遇的喷嚏都会通过加速气流的冲击而把痂冲掉，并连带着损伤下面的血管，形成鼻出血。因此，紧捏住鼻梁上部硬骨两侧的凹陷处，是为了压迫出血区以止血。同时，为了更好更快地将血止住，我们可以找一瓶冰水，先喝上几口，嘴里再留一口，最后将冰冻水瓶横着紧贴于前额，几分钟即可止血，其药理就在于通过冰水使毛细血管收缩，进而阻止出血。

出鼻血时，如果身边正好有干净的容器，即可将冰水倒入容器，同时将整个鼻腔浸泡在冰水里，加强冷刺激，这对于出血量大的人尤其必要。需要注意的是，流鼻血并不可怕，但如果过度紧张会导致血压升高，会加重出血。因此，流鼻血时切忌紧张。

如果在秋冬干燥季节或是其他时候经常流鼻血，就需要采取预防措施了。例如，经常性地将水抹进鼻腔里一点，会起到意想不到的作用。另外，反复鼻出血还可能与缺乏维生素 C 和维生素 K 有关，抑或是上面提到的血管类疾病，这时就要去医院查清病因对症下药了。

有了枸杞子，上班疲劳得以缓解

症状：疲劳乏力

妙方：所需材料：银耳，大米，菊花，无核金丝枣，枸杞，蜂蜜。

具体做法：1. 银耳加清水泡发，摘去根部，撕成小朵；2. 砂锅水开后放入大米、银耳大火煮开，小火继续煮半个小时；3. 放入菊花、无核金丝枣、枸杞，继续煮半个小时；4. 将煮好的粥放凉至60度以下，放入蜂蜜调匀即可。

药理：枸杞当中含有丰富的枸杞多糖，该多糖系蛋白多糖，由阿拉伯糖、葡萄糖、半乳糖、甘露糖、木糖、鼠李糖6种单糖成分组成。经研究表明，是枸杞子调节免疫、延缓衰老的主要活性成分，可改善易疲劳、食欲缺乏和视力模糊等症状，并具有降血脂、抗脂肪肝、抗衰老等作用。此外，枸杞子能显著增加肝糖原的贮备量。

疲劳的产生过程是机体内许多生理变化的综合反应，是全身性的反应。可以简单地概括为四部曲：

1. 肌体储存的能量被长期大量的消耗，快速的新陈代谢过程同时产生大量的代谢废物乳酸和二氧化碳，代谢废物不能通过正常渠道排泄，在体内积聚。

2. 随着肌体整体能量的耗竭，肌体自身细胞活力下降，调节系统瘫痪罢工，细胞内的钾离子大量流失，体内电解质就会失去平衡，导致人体各系统的功能减退或处于瘫痪状态，引起肌无力、胃肠活动低下、心律不齐等。

3. 代谢废物积聚到一定程度使身体内微循环环境恶化，细胞发生酸中毒，细胞兴奋性衰减。

4. 高度紧张，大脑和其他器官的脂质过氧化酶含量增加，产生大量的自由基。太多的自由基和代谢废物刺激中枢神经系统，产生全身性疲劳反应。

长时间疲劳是人体处于亚健康状态时最先表露出的现象，是最典型的症状，也是最危险的信号。由于工作时间过长、劳动强度加重以致筋疲力尽，引发身体潜藏的疾病突然恶化并因救治不及时而丧命。

疲劳的症状表现也不尽相同，因人而异，最通常的疲劳表现为肌肉酸痛、四肢无力、动作迟缓、反应速度下降；更进一步的疲劳表现为头重脚轻，走路打晃，头晕目眩，睡眠浅显，容易惊醒，早晨起来睡眼惺忪，无精打采，眼圈黑，眼袋严重；更重的疲劳表现为食欲消失，彻夜不眠，烦躁不安，连话都懒得说一句。

要消除这种疲劳，饮食加枸杞是最好的选择。

枸杞当中含有丰富的枸杞多糖，该多糖系蛋白多糖，由阿拉伯糖、葡萄糖、半乳糖、甘露糖、木糖、鼠李糖 6 种单糖成分组成。经研究表明，是枸杞子调节免疫、延缓衰老的主要活性成分，可改善易疲劳、食欲缺乏和视力模糊等症状，并具有降血脂、抗脂肪肝、抗衰老等作用。

此外，枸杞子能显著增加肝糖原的贮备量。肝糖原是贮存在肝脏中的糖原，当血液中的糖分不够高（如不及时吃饭，或者消耗过大），难以满足身体能量需要时，肝糖原被动员分解，这个信息由胰高血糖素（激素）来传递，并动员其他相关的酶促反应，将大分子糖原降解成单糖——葡萄糖，从而使血糖升高，增强机体活力。

既然枸杞在抗疲劳中能起到如此巨大的作用，那么，我们在采购枸杞时要细心。除产地不同外，枸杞的质量还取决于加工方法的不同。目前枸杞的加工方法主要有两种：一种是烘干，一种是晒干。烘干的加工量大，成本相对高，但时间短，可较好地保持枸杞的营养成分。这种方法主要适合一些大企业采用。晒干就是利用太阳光，把大多经过处理的枸杞晒干，这种方法多适合个体种植户采用。有的个体户为了缩短晾晒时间，往往用超饱和的浓碱水浸泡枸杞，然后再晾晒。这样处理过的枸杞虽然表面看来色泽鲜红，十分诱人，但其营养成分已大大降低。

在选购枸杞时，切记千万不要被绚丽的颜色所蒙骗。有的厂商为了卖个好价钱，往往在枸杞的颜色上大做文章，把枸杞的颜色染红，方法很简单，一是用色素染红，二是用硫黄熏蒸。用色素染过的枸杞怕水，用硫黄熏蒸过的枸杞有股刺鼻子的呛味。在选购枸杞时，最好把几粒枸杞放进水中，或用潮湿的手搓一搓，如掉色，就说明用色素染过。抓一把枸杞，用双手捂一会儿，放到鼻子底下闻一闻，如有刺激的呛味，就可以肯定被硫黄熏过。另外，如果枸杞的颜色黄里透亮，那也是被硫黄熏过的。

总之，选购枸杞要一看二闻三尝。即一看色泽，要选略带紫色的。至于形状，一般不要太挑剔，那只是品种上的差异。二闻气味，没有异味和刺激的感觉就可以选择。三尝枸杞，如口感甜润，无苦味、涩味，则为正品。用碱水处理过的枸杞有苦涩感。

枸杞的食用方法多种多样，最常用的方法是泡水喝和煲汤，这里为大家推荐一味枸杞粥，它是防疲劳的佳品。

所需材料：银耳，大米，菊花，无核金丝枣，枸杞，蜂蜜。

具体做法：

1. 银耳加清水泡发，摘去根部，撕成小朵；

2. 砂锅水开后放入大米、银耳大火煮开，小火继续煮半个小时；

3. 放入菊花、无核金丝枣、枸杞，继续煮半个小时；

4. 将煮好的粥放凉至60度以下，放入蜂蜜调匀即可。

其中，菊花能很好地帮人体补气、补力、除燥、解毒，大枣性味甘平，入脾胃有补气益血之功效，中医常用大枣治疗脾胃虚弱、气血不足、失眠等症。因此，希望职场上的朋友能多多品尝。

饭后吃一根香蕉，高血压中风统统不见

症状：高血压

妙方：每餐后吃一根香蕉。

药理：香蕉中所含的钾量在各类水果中最高。钾在人体中主要分布于细胞内，维持着细胞内的渗透压，参与能量代谢过程，保持神经肌肉的兴奋性和心脏的正常舒缩功能，有抗动脉硬化、保护心脏血管的功效。另外，香蕉中含有降血压的成分，即类似转换酶的物质，具有转换酶抑制剂类降压药的功效，能阻断血管紧张素Ⅰ转化为血管紧张素Ⅱ，使具有血管活性作用的血管紧张素Ⅱ的血浆水平下降，使周围血管舒张，血压下降。

高血压一直被称做“富贵病”，在日常生活中屡见不鲜，至今还无根治的办法，但是，预防高血压，却有很好的办法，既省心又省时。

其实，多种因素都可以引起血压升高。用一句话来概括高血压就是，心脏泵血能力加强（如心脏收缩力增加等），使每秒钟泵出血液增加。当人的大动脉失去了正常弹性，变得僵硬，当心脏泵出血液时，不能有效扩张，因此，每次心搏泵出的血流通过比正常狭小的空间，导致压力升高。这就是高血压多发生在动脉粥样硬化导致动脉壁增厚和变得僵硬的老年人的原因。由于神经和血液中激素的刺激，全身小动脉可暂时性收缩同样引起血压的增高。可能导致血压升高的另一个因素是循环中液体容量增加，这常见于肾脏疾病发生时，肾脏不能充分从体内排出钠盐和水分，体内血容量增加，导致血压增高。

相反，心脏泵血能力受限、血管扩张或过多的体液丢失，都可导致血压下降。这些因素主要是通过肾脏功能和自主神经系统（神经系统中自动地调节身体许多功能的部分）的变化来调控。

而中风则是由于脑部供血液受阻而迅速发展的脑功能损失。在过去，中风被称为脑血管意外，但现在通用“中风”。中风属于急症，可造成永久性神经损害，如果不及时诊断和治疗可造成并发症或死亡。在美国，中风是第三大死因，在美国和欧洲它是导致成人残疾的首因。在世界各地中风是第二大死因，并可能很快成为死亡的首要原因。中风的危险因素包括高龄、高血压、有中风病史或短暂性脑缺血发作、糖尿病、胆固醇过高、抽烟、心室颤动。高血压是中风最重要的危险因素变量。

美国心脏病学会对 4400 名 20 ~ 70 岁的人进行大规模的调查研究证实，长期吃香蕉的人群比不吃香蕉的人群患中风比例低 38%。原来，香蕉中含有丰富的钾盐。检测表明，香蕉中所含的钾量在各类水果中最高。

钾在人体中主要分布在细胞内，有着重要的生理功能，它维持着细胞内的渗透压，参与能量代谢过程，维持神经肌肉的兴奋性，维持心脏的正常舒缩功能，有抗动脉硬化、保护心脏血管的功效。另外，香蕉中含有降血压的成分，即类似转换酶的物质，具有转换酶抑制剂类降压药的功效，能阻断血管紧张素Ⅰ转化为血管紧张素Ⅱ，使具有血管活性作用的血管紧张素Ⅱ的血浆水平下降，使周围血管舒张，血压下降。同时，香蕉内含钾，可使过多的钠离子排出，使血压降低。另外一个降血压的离子就是钙，如果将香蕉切成小块，和富含钙质的牛奶一起放入果汁机中打匀，就是一杯最佳的抗高血压果汁。

有医生观察发现，连续 1 周每天吃 2 根香蕉的人，其血压可下降 10%。对于上了年纪的人来说，吃香蕉尤其重要。香蕉可以润肠通便，老年人由于便秘而用力憋气解便，会使血压突然升高，这也是引起中风的一个重要诱因，所以，老年人常吃香蕉既能缓解便秘，又对预防脑卒风有积极的意义。

除了吃香蕉外，还有一些富含钾的食物值得推荐。比如蔬菜中的菠菜、白菜、油菜和雪里蕻；豆类中的豌豆、毛豆以及黄豆和黑豆；水果中的橘子、桃、葡萄和柚子；此外，还有蘑菇、紫菜、海带、木耳等。

第三章

职场久坐疾病妙方

小香囊巧治空调病

症状： 空调病

妙方： 蒲公英 30 克，陈皮 6 克，银花 9 克，建泽泻 12 克，藿香 12 克，佩兰 12 克，冬瓜皮 20 克，香薷 12 克。做成香囊佩戴。

药理： 偏方中的蒲公英、银花具有清热解毒作用，可用于上呼吸道感染等多种感染性疾病；藿香、佩兰有解暑发表的功效，藿香、佩兰气味芳香，既能散表邪，又能化里湿；香薷解表祛暑化湿；泽泻祛湿清热；冬瓜皮利水消肿。因此此方的功效就是祛暑、清热、化湿，预防和治疗夏季感冒。

空调病的发生是因为房间密闭性强、空气流动性差、风量小、长时间不开窗、阳光不足，使房间的湿度和温度条件变成致病因子的温床，导致霉菌、病毒等各种微生物大量繁衍寄生在寝具、地毯、窗帘、家具上。人们生活在这样的环境中，一是大量微生物滋生，容易感染微生物而引发疾病；二是温度设定得太低，与室外温差大，一进一出容易感冒。空调病的症状主要包括由于忽冷忽热导致的物理性病变、微生物引起的疾病和在恒温的冷藏地常见的关节循环方面的不适。空调病往往是几种症状并发的复合疾病。例如过冷的刺激，使人体皮肤温度出现差别，即四肢的温度低于躯干的温度，手足降温，人体调节温度的能力对此无能为力。同时，在空调超净房间里，负离子几乎等于零。空气负离子是带负电荷的空气分子，可使人精神振奋，提高人体机能，被人们称之为空气“维生素”，若缺乏负离子可使人感到空气“不新鲜”，感到胸闷、心慌、头晕、无力，工作效率和健康状况明显下降。据测定，普通居室内每平方厘米负离子数为 50 个，而使用空调装置后可减少至 10 个以下。等到从温度较高的室外或其他房屋进入有空调设备的室内，温差较大且温度骤变，又会使人体的自主神经系统难以适应，就会出现空调病的症状，表现为易怒、紧张、失眠等。此外，由于空调房间通常是封闭的，虽然空调系统能将空气中大部分灰尘和细菌过滤，但空气中残留的细菌仍然会造成污染。人们长时间生活在空调环境中，人体的生物节律受到破坏，也会造成自主神经功能紊乱。这些，都是可怕的空调病，虽然不至于让人丢掉性命，但却影响了生命本该有的创造力与活力，比其他疾病更为可恨。

为此，我们需要一个有效偏方，即蒲公英 30 克，陈皮 6 克，银花 9 克，建泽泻 12 克，藿香 12 克，佩兰 12 克，冬瓜皮 20 克，香薷 12 克。买一个简易的小香囊，将各种药材装入随身佩戴即可。

偏方中的蒲公英、银花具有清热解毒作用，可用于上呼吸道感染等多种感染性疾病；藿香、佩兰有解暑发表的功效，藿香、佩兰气味芳香，既能散表邪，又能化里湿；香薷解表祛暑化湿；泽泻祛湿清热；冬瓜皮利水消肿。因此此方的功效就是祛暑、清热、化湿，预防和治疗夏季感冒。

数伏天，很多人都喜欢一直开着空调，而且温度设得很低，这时就需要倒一杯开水，用蒸汽蒸一下香囊，以便药性更好地挥发，同时要常换新药，最好是 2 周换 1 次，另外要多喝开水，以加速体内的新陈代谢。

当然，光有这个偏方是无法换来更为健康的体魄的，要想彻底告别空调病，重新激发生命的活力与创造力，更好地纵横职场，每日还要健身，健身时要外出，当离开空调环境时，应当先在阴凉的地方活动片刻，在身体适应后再到太阳光下活动。

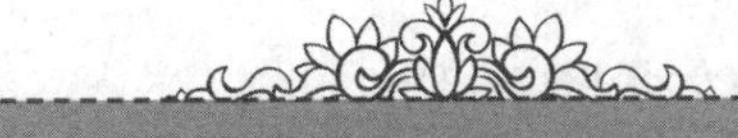

久坐犯困可揉揉中指

症状：犯困

妙方：打哈欠时张大嘴，困倦时揉中指，久坐别忘动肩膀，倒走百步练腰背。同时，改变睡姿，多进食蛋白质，少进食碳水化合物。

药理：双手中指的指尖是中医经络学上的中冲穴。中医认为，此穴对疼痛较为敏感。人们若在困倦时揉捏此穴，可起到醒脑提神的功效。同时，大脑是人体对疲劳最敏感的器官。当一个人疲劳时，其大脑就会处于缺氧的状态。这时，大脑就会下达指令让人打几个哈欠，以吸入更多的氧气，缓解大脑的缺氧。临床研究发现，人打一次哈欠所吸入的氧气量是一次正常呼吸时吸入氧气量的5倍。

很多人夏天易犯困，却不知为何会犯困。在夏天，尤其是中午，外界环境的温度很高，人的体表血管会扩张，大量血液集中于皮肤，造成了体内血液分配不平衡。这是人体的体温调节机制作用的结果，有利于保持恒定的体温。当体表血管扩张时，大脑的血流便减少，加上经过一个上午的学习、工作和劳动，于是人便感到精神不振，昏昏欲睡。同时，夏天昼长夜短，天气闷热，夜睡不安，常常睡得晚、起得早，以致睡眠不足，所以人一到中午就会感觉犯困。这对久坐办公室的人来说尤其如此。

那么，怎样才能摆脱犯困的困扰呢？为此，我们有一套歌诀，只要经常按照歌诀中的方法进行锻炼，就能及时从犯困中恢复过来。这套歌诀是：打哈欠时张大嘴，困倦时候揉中指，久坐别忘动肩膀，倒走百步练腰背。

1. 打哈欠时张大嘴：大脑是人体对疲劳最敏感的器官。当一个人疲劳时，其大脑就会处于缺氧的状态。这时，大脑就会下达指令让人打几个哈欠，以吸入更多的氧气，缓解大脑的缺氧。临床研究发现，人打一次哈欠所吸入的氧气量是一次正常呼吸时吸入氧气量的5倍。因此，办公室一族在感到疲劳时应强迫自己打几个哈欠，每次打哈欠时一定要尽量张大嘴，以使自己吸入更多的氧气。这样就会改善大脑的缺氧状态，使脑细胞重新活跃起来。另外，人们若能在每次打完哈欠后用手指对头部进行一下简单的按摩，效果会更好。

2. 困倦时候揉中指：办公室一族在长时间工作之后，很容易处于困倦的状态。这时，他们可以揉捏双手中指的指尖来赶走困意。人双手中指的指尖是中医经络学上的中冲穴。中医认为，此穴对疼痛较为敏感。人们若在困倦时揉捏此穴，可起到醒脑提神的功效。具体的操作方法是：先用左手揉捏右手的中冲穴 1 分钟，再用右手揉捏左手的中冲穴 1 分钟，然后比较一下两只手的疼痛感。哪一只手的疼痛感较明显，就再揉捏其中冲穴（哪只手中冲穴的疼痛感明显，说明这一侧的肢体较疲劳），直到双手的疼痛感相等时即可停止揉捏。

3. 久坐别忘动肩膀：据调查资料显示，在所有肩周炎等肩部疾病的患者中，有 70%的人为办公室一族。可见，肩部是办公室一族应重点锻炼的部位。下面就介绍两种简单的肩部锻炼法：

（1）操作者取站立位，将双腿并拢，双手握拳。将双臂左右平伸与身体呈十字状。将握成拳头的双手从腕处下弯，弯至最大限度为止，同时吸气，坚持 10 秒钟，然后骤然松开双拳，同时吐气。可反复做 20 遍。按此方法锻炼可使人肩部、腕部的肌肉得到放松，对缓解肩部、腕部肌肉的疼痛有很好的效果。

（2）操作者取站立位，将双腿分开与肩平行。将双臂以肩为轴向前绕 10 圈，再向后绕 10 圈。双臂绕圈的幅度要大，动作可由慢至快，每次转换方向时可间隔几秒钟，以减少转向对肩部造成的冲击。双臂向前后各绕 10 圈为一组，可连续做 3 ～ 5 组。用此方法锻炼可使人的肩关节得到充分的运动，这对防治肩周炎等疾病有很好的效果。

4. 倒走百步练腰背：腰背部是人体最容易疲劳的部位。办公室一族在久坐之后，常出现腰背酸痛的症状。专家告诉我们，缓解腰背酸痛最好的办法是倒着走。临床研究发现，成年人倒走 100 步对腰背的锻炼效果相当于做一整套广播体操。这是因为倒着走可以调动腰背部一些平时无法得到运动的肌肉，使其血液循环得到改善。

另外，有句谚语叫“春困、秋乏、夏打盹”，夏天的高温的确让人时刻感到精神不振，尤其是中午最容易犯困。在此时若能睡个午觉可以让人恢复精神，从而精力充沛地继续下午的工作。不过午睡也要有讲究，否则会适得其反。

首先是午睡时间有讲究。一般午睡时间安排到午饭后半小时为宜，不要饭后即睡。因为刚吃过午饭，胃内充满食物，消化机能正处于运动状态，这时午睡会影响肠胃的消化。同时，健康的午睡以 15 ~ 30 分钟最恰当，最长不要超过 1 小时。如果时间太长，醒来会有轻微的头痛和全身无力，而且这时候也不容易醒，还不如延长到 1 ~ 1.5 小时，进行一个完整的睡眠周期。而且午睡太久也容易影响晚上睡眠。其次是午觉不能趴着睡。一些上班族中午没时间回家，就将就着在办公桌前或坐着或趴着睡午觉，殊不知，这些“睡姿”不仅不利于消除疲劳，还有损健康。因为人体处于睡眠状态时，全身肌肉松弛，血液循环减慢，头部供血减少。坐着午睡由于体位关系，供给大脑的血液更少，使人醒后易出现头昏、眼花、乏力等一系列大脑缺血缺氧的症状，同时，伏案睡觉会压迫眼球，造成眼压过高，倘若每天如此，会使眼球胀大、眼轴增长，形成高度近视。最理想的午睡姿势应该是舒舒服服地躺下，平卧或侧卧，最好是头高脚低、向右侧卧。这样可以减少心脏压力，防止打鼾，还可以帮助胃里的食物向十二指肠移动。

最后，要注意通过饮食来防止犯困，比如适当多吃一些含有蛋白质的食物，如鱼、肉、蛋、豆类等食物，而像碳水化合物食品应少吃，如米饭、面食等。因为这些碳水化合物会刺激血液中的复合胺的释放，导致犯困。

毛巾葱姜泥巧治肩周炎

症状：肩周炎

妙方：用老生姜、葱头各 250 ~ 400 克，捣烂如泥，用文火（即小火）炒热后加高度白酒再炒片刻。睡前趁热（以能忍受为度）敷在疼痛处，再用毛巾或布条包紧。第二天早上取下，到晚上再炒热继续敷。一剂药可用 3 ~ 4 个晚上。

药理：老生姜即是中药的干姜，性热、味辛，有温经散寒的作用；葱头辛温，能散寒解表，温通阳气；白酒大辛大热，能散寒活血通经。三者混合，加用文火，更助热性，更能发挥温阳散寒、活血通经、止痛消肿的功效，能及时改善局部血液循环，同时使毛细血管通透性降低，加速炎症渗出物吸收和消散，起到缓解疼痛、消除炎症、增加肩关节周围韧带和三角肌肌肉组织肌肉血氧交换的饱和度的作用，从而加强肩关节周围韧带和肌肉的结实度。

肩周炎是以肩部疼痛和活动障碍为主要症状的疾病，以往多发生于50岁左右中老年人群，所以俗称“五十肩”。但是，近来原本只有中老年人才会得的“五十肩”，也开始蔓延到30岁左右的年轻白领一族。这些人由于工作时长期坐在电脑前，肩关节的活动相应就减少了，尤其是上肢长期靠在身旁垂于体侧，已经成为肩周炎最主要的诱发因素。

相信很多职场久坐人士都有类似体验。长期伏案工作，又缺乏体能上的锻炼，患上了肩周炎，甚为痛苦。严重时手臂不能上举，有时夜间因翻身移动肩部而被痛醒。肩周炎是以肩关节疼痛和活动不便为主要症状的常见病症，女性发病率略高于男性，多见于体力劳动者，常因天气变化及劳累而诱发，以后逐渐发展为持续性疼痛，并逐渐加重，昼轻夜重。

肩周炎按形成原因分为原发性和继发性两种。肩关节是人体全身各关节中活动范围最大的关节。其关节囊较松弛，关节的稳定性大部分靠关节周围的肌肉、肌腱和韧带的力量来维持。由于肌腱本身的血液供应较差，而且随着年龄的增长而发生退行性改变，加之肩关节在生活中活动比较频繁，周围软组织经常受到来自各方面的摩擦挤压，故而易发生慢性劳损并逐渐形成原发性肩周炎。

继发性肩周炎是继发其他疾病发生的肩关节周围炎。最常见的是继发于肩部或上肢急性创伤后的肩周炎。肩部创伤，包括肩部骨折，如锁骨骨折、肩胛骨骨折、肱骨近端骨折等；肩袖断裂、韧带断裂等均需要对肩关节进行较长时间的固定。上肢创伤，特别是肱骨骨折也需要对肩关节进行长时间的固定。肩关节长期的固定，会造成肩关节囊粘连、挛缩而引发肩周炎。另外，颈椎病、腰背部疾病也可影响肩关节活动，导致继发性肩周炎。

不管是何种肩周炎，都应及时预防治疗。这里给大家介绍一个偏方。具体做法是：用老生姜、葱头各 250 ～ 400 克，捣烂如泥，用文火（即小火）炒热后加高度白酒再炒片刻。睡前趁热（以能忍受为度）敷在疼痛处，再用毛巾或布条包紧。第二天早上取下，到晚上再炒热继续敷。一剂药可用 3 ～ 4 个晚上。

老生姜即是中药的干姜，性热、味辛，有温经散寒的作用；葱头辛温，能散寒解表，温通阳气；白酒大辛大热，能散寒活血通经。三者混合，加用文火，更助热性，更能发挥温阳散寒、活血通经、止痛消肿的功效，能及时改善局部血液循环，同时使毛细血管通透性降低，加速炎症渗出物吸收和消散，产生缓解疼痛、消除炎症、增加肩关节周围韧带和三角肌肌肉组织肌肉血氧交换饱和度的作用，从而加强肩关节周围韧带，肌肉保护肩关节的效应。

需要指出的是，在外用以上偏方的同时，应积极配合肩部的功能锻炼，适当加强肩部的按摩和活动。这样结合治疗，能加强温阳散寒、疏通经络、分解粘连、活血止痛的功效，最终达到改善肩关节的活动功能，治愈肩周炎的目的。如果患者不方便或因为其他原因不能运动，则可使用下面的两个偏方来代替锻炼。

1. 摇扇防治肩周炎。摇扇子是一种需要手指、腕和局部关节肌肉协调配合的上肢运动。在天热的时候经常摇扇，正是对上肢关节肌肉的锻炼，可以促进肌肉的血液循环，增强肌肉力量和各关节协调配合的灵活性。在夏天，老年人常因风扇、空调猛吹感受风寒而引起肩周炎，摇扇可以远离风扇、空调，并使肩关节得到锻炼。其他季节也可模仿摇扇动作进行锻炼。

2. 拉毛巾治肩周炎。拿一条长毛巾，两只手各拽一头，分别放在身后，一手在上一手在下，像搓澡一样先上下拉动，再横向拉动，反复进行，每次 15 分钟。刚开始可能活动受到一些限制，应循序渐进，动作由小到大并由慢到快，每天早、中、晚各做 1 次。只要持之以恒，肩周炎的症状就会得到控制和改善。

对于那些没患此病的久坐人士来说，可以通过打羽毛球来提前预防。这是因为在挥拍击球、发球、扣球、正反手接球时都在最大限度地运动肩关节，当然也包括肘、腕及手关节。打羽毛球的各种姿势中，有一个使用最频繁的动作，即高抬一手用力扣杀，此时肩关节充分处于前屈、外展、外旋状态，最能发挥肩关节的功能，也最有利于治疗肩关节因活动不足而导致的功能障碍。

具体的练习方法：每天2人对打1次，每次0.5～1小时，运动量以能耐受为度，在各种击球姿势中，应保持一定量的“扣球动作”，以最大限度地活动肩关节及其周围肌群，当然，乒乓球也可以。

给痔疮一个水疗吧

症状：痔疮

妙方：坐浴，在水中放入一些盐或者中药祛毒汤，需要用专门的坐浴器。

药理：温水坐浴首先可以洗除痔核附近的污垢，有效预防炎症的产生；其次，温水坐浴可以促进血液循环，抑制血栓的形成。

痔疮是肛门直肠底部及肛门黏膜的静脉丛发生曲张而形成的一个或多个柔软静脉团的一种慢性疾病。通常排便时持续用力，造成此处静脉内压力反复升高，静脉就会肿大。妇女在妊娠期，由于盆腔受压迫，阻碍血液循环常会发生痔疮，许多肥胖的人也会罹患痔疮。另外，上班一族也是高发人群。因为，人在站立或坐位时，肛门直肠位于下部，由于重力和脏器的压迫，静脉向上回流颇受障碍，直肠静脉及其分支缺乏静脉瓣，血液不易回流，容易淤积，其血管排列在不同高度穿过肌层，容易受粪块压迫，影响血液回流，静脉又经过黏膜下层的疏松组织，周围缺乏支架固定，容易扩张屈曲，进而形成痔疮。

痔疮是否会遗传，目前无确切证据，痔疮患者常有家族史，可能与食物、排便习惯及环境有关。调查表明发展中国家痔疮的发病率低，如在非洲农村患痔患者少见，可能与高纤维食物饮食有关。目前，在发达国家多食高纤维饮食，除了能预防大肠癌的发生，也可降低痔疮的发病率。总体来说，痔疮的形成有六大原因，这对我们预防和治疗痔疮都很重要。

1. 解剖学原因：人在站立或坐位时，肛门直肠位于下部，由于重力和脏器的压迫，静脉向上回流颇受障碍，直肠静脉及其分支缺乏静脉瓣，血液不易回流，容易淤积，其血管排列在不同高度穿过肌层，容易受粪块压迫，影响血液回流，静脉又经过黏膜下层的疏松组织，周围缺乏支架固定，容易扩张屈曲。

2. 腹内压力增加：因腹内肿瘤、子宫肿瘤、卵巢肿瘤、前列腺肥大、妊娠、饮食过饱或蹲厕过久等，都可使腹内压增加，妨碍静脉的血液回流。

3. 肛门部感染：痔静脉丛先因急慢性感染发炎，静脉壁弹性组织逐渐纤维化而变弱，抵抗力不足，而致扩大曲张，加上其他原因，使静脉曲张逐渐加重，生成痔块脱垂。

4. 遗传关系：静脉壁先天性薄弱，抵抗力下降，不能耐受血管内压力，因而逐渐扩张。

5. 职业关系：人久站或久坐，长期负重远行，影响静脉回流，使盆腔内血流缓慢和腹内脏器充血，引起痔静脉过度充盈，静脉壁张力下降，血管容易淤血扩张，又因运动不足，肠蠕动减少，粪便下行迟缓，或习惯性便秘，可以压迫和刺激静脉，使局部充血和血液回流障碍，引起痔静脉内压力升高，静脉壁抵抗力下降。

6. 局部刺激和饮食不节：肛门部位受冷、受热、便秘、腹泻、过量饮酒和多吃辛辣食物，都可刺激肛门和直肠，使痔静脉丛充血，影响静脉血液回流，以致静脉壁抵抗力下降。此外，年老体弱、久病体虚、肛门括约肌松弛无力以及劳累过度等都可以诱发痔疮。

许多痔疮患者认为药物能够治疗痔疮，于是盲目地涂抹各种药物，可是久治久不愈，而且越治越重，导致疼痛加剧，对此痔疮患者切忌盲目用药治疗，一定要到专业医院进行科学检查，再对症治疗。但是，很多人得了痔疮都不愿意去医院治疗，因为不好意思。这时可以考虑老偏方坐浴。睡前便后温水坐浴有两个好处，首先，温水坐浴可以洗除痔核附近的污垢，有效预防炎症的产生；

其次，温水坐浴可以促进血液循环，抑制血栓的形成。如果在水中放入一些盐或者中药祛毒汤，效果会更好。坐浴适合轻度痔疮患者，重症者宜就医。

痔疮的发病率很高，痔疮患者经传统手术治疗或其他疗法治疗后，复发率亦较高。究其原因，除治疗不彻底外，预防不佳也是重要原因，因此要注意改善肛门血液循环，如注意饮食调节，最好定时定量，饭吃八分饱，不能暴饮暴食，饥饱不匀，以防肠胃道功能紊乱。同时尽可能一次将大便排空。有的患者因肛门疼痛而在大便未排空时即结束排便，从而导致大便在直肠内停留时间过长，水分被吸收过多，因粪质变干而难以排出。还有内裤的选择，内裤太紧的话会影响局部的血运，所以建议大家穿着比较宽松、舒适的内裤。最后就是生理锻炼，如有意识地向上收缩肛门，早晚各 1 次，每次做 30 次，这是一种内按摩的方法，有运化淤血、锻炼肛门括约肌、升提中气的作用。经常做可以改善痔静脉回流，对于痔疮的预防和自我治疗均有一定的作用。

久坐引起便秘，试试核桃吧

症状：便秘

妙方：每天早晚各吃几粒核桃或者闲时随意吃点，每天控制在 1 两之内为佳。晚上空腹做仰卧起坐 100 个，或沿着结肠走向顺时针按摩腹部，刺激肠道、促进肠蠕动。

药理：中医学认为，便秘是因为患者血虚、津少，不能滋润大肠，大肠里津液不足所致使的大便秘结，如果像上面西医所述一味采用泻药治疗，只会让津液在原有的基础上丢失更多，所以，根本办法是增加津液，而核桃的作用正在于此。核桃内含有丰富的核桃油，还有大量的粗纤维，被咀嚼以后，核桃油能软化大便，润滑肠道，而粗纤维则能吸水膨胀，刺激肠道运动，从而达到治疗便秘的效果。

排便的真正含义在于完成了一个循环。人的生命每天都有它的循环轨道。排便受阻就是循环障碍，生命的循环就在这个链条上出现问题了。轻则导致便秘，重则导致直肠癌或体内积蓄中毒所引发的种种疾病。即使是美容，都不能忽视便秘。

研究表明，白领已经成为便秘高发的人群，便秘的发病率已经达到4%以上，形势不容乐观。职场人士易患便秘，也不难理解，如膳食结构不合理，蔬菜水果、五谷杂粮吃得太少，膳食纤维严重缺乏，导致大便形成困难，肠动力不足。更如坐得时间太长、运动太少、肠道蠕动少所致。还有生活不规律，睡觉时间不准时，错过排便的最佳时间所致。新陈代谢的规律告诉我们，早上六至七点是大肠蠕动最旺盛的时间，因此，有必要养成这个时间排便的习惯。

西药治疗便秘按照泻下通便的机理，分为三类：

第一类是刺激性泻药。这类泻药及其体内代谢产物直接刺激肠壁，使肠蠕动加强，从而促使粪便排出，如果导片、蓖麻油、大黄等。此类泻药是便秘病人最常服用的药物，如果长期使用能引起肠道应激性降低的副作用，所以不宜常用。

第二类是稀释性泻药，又称容积性泻药。这类泻药能阻止肠道吸收水分，使肠内容积增大。同时口服后很难被吸收，能在肠内形成很高的渗透压，使水分和食糜容量增大。由于容量大，肠道被扩张，机械性地刺激肠道，引起肠蠕动增强而排便。这类泻药有硫酸镁、硫酸钠（芒硝）等。

第三类是润滑性泻药。如液体石蜡、食用油等。这类泻药能润滑肠壁、软化大便，使粪便易于排出。液体石蜡口服或灌肠后不被吸收，同时可以阻碍肠中水分的吸收。虽然可作为理想的通便剂，但有油渍污染内裤的现象，长期使用可干扰维生素 A、维生素 D、维生素 K 以及钙、磷的吸收。

既然西药多引起副作用，不如用中药来治疗便秘。这里推荐朋友们吃核桃。每天早晚各吃几粒核桃或者闲时随意吃点，每天控制在 1 两之内为佳。用核桃来治疗便秘的药理就在于核桃内含有丰富的核桃油，还有大量的粗纤维，经咀嚼以后，核桃油能软化大便，润滑肠道，而粗纤维则能吸水膨胀，刺激肠道运动，从而达到治疗便秘的效果。此外，核桃里还含有卵磷脂等营养成分，能促进神经细胞生长，起到健脑作用。中医学认为，便秘是因为患者血虚、津少，不能滋润大肠，大肠里津液不足所致使的大便秘结，如果像上面西医所述，一味采用泻药治疗，只会让津液在原有的基础上丢失更多，所以，根本办法是增加津液，而核桃的作用正在于此。另有人主张使用胖大海来解除便秘，实为不妥。众所周知，胖大海见水会膨胀，进而刺激肠胃蠕动，不过这与我们上面提到的机械刺激很相似，长期服用有害无益，不能从根本上改善肠胃功能。

除了服食核桃外，还要养成必要的生活习惯。如早上空腹饮水，这样水来不及在肠道吸收便到达结肠，有利于软化肠内容物，帮助排便。再如饮食上多补充芹菜、橙子、全麦食品等含粗纤维量高的食物。还有晚上空腹做仰卧起坐100个，或沿着结肠走向顺时针按摩腹部，刺激肠道，促进肠蠕动。

治好类风湿性关节炎不简单

症状：类风湿性关节炎

妙方：取热的大米饭适量，加入食盐（大米饭与盐的比例为 4:1，即 4 份大米饭拌 1 份食盐），一起捣匀为膏状，将其放在碗内，置于热水中加温，趁热把盐饭膏敷在肿痛的关节部位，四周均匀摊平，外用一层塑料纸覆盖，再用纱布或干净的布包缠，一般在睡前敷，第二天早晨起床时取下，每日 1 次。严重者可在午间加用 1 次，连续敷 7 ~ 14 日，肿胀可逐渐消失。

药理：食盐的主要成分是氯化钠，还含有少量硫酸钠和硫酸镁等杂质，但都属于盐类化学物质，用高盐量的饭膏敷关节肿痛处，可使该处形成高渗状态，促使关节组织滑膜内的液状物质渗出皮肤外，逐步消除关节肿胀，肿胀得到改善，关节腔内压力也随之减小，疼痛自然好转；大米饭黏软，是外敷治疗的良好赋形物，能保护皮肤，使皮肤免于因食盐的刺激而损伤。

风湿性关节炎是免疫系统疾病，主要侵犯患者关节的内膜，引起疼痛、僵硬和炎症的发生，最终导致关节变形残废。风湿性关节炎多发于女性患者，年龄在 30 ~ 40 岁最容易患病。疾病经常伴发可怕的并发症，如心脏病。

中医对风湿性关节炎的介绍自古便有。我国《黄帝内经》把风、寒、湿三气合称为痹。因为风湿病大多累及关节而引起疼痛，所以“风湿性关节炎”一词一直沿用至今。在中医看来，类风湿是正气、阳气不足，复感风、寒、湿邪所致。既然如此，我们不妨采用艾灸的疗法，因为艾有温经、去湿、散寒、消炎的作用，能直接给人体补充阳气，提高人体正气，驱邪补正，从而达到良好的效果，也避免了目前许多调节免疫机能的西药存在的毒副作用。

既然风湿是以感受风、寒、湿三邪为主，我们主张用盐饭膏敷法治疗。具体做法是：取热的大米饭适量，加入食盐(大米饭与盐的比例为 4 ∶ 1，即 4 份大米饭拌 1 份食盐)，一起捣匀为膏状，将其放在碗内，置于热水中加温，趁热把盐饭膏敷在肿痛的关节部位，四周均匀摊平，外用一层塑料纸覆盖，再用纱布或干净的布包缠，一般在睡前敷，第二天早晨起床时取下，每日 1 次。严重者可在午间加用 1 次，连续敷 7 ~ 14 日，关节肿胀可逐渐消失。其药理在于，食盐的主要成分是氯化钠，还含有少量硫酸钠和硫酸镁等杂质，但都属于盐类化学物质，用高盐量的饭膏敷关节肿痛处，可使该处形成高渗状态，促使关节组织滑膜内的液状物质渗出皮肤外，逐步消除关节肿胀，肿胀得到改善，关节腔内压力也随之减小，疼痛自然好转；大米饭黏软，是外敷治疗的良好赋形物，能保护皮肤，使皮肤免于因食盐的刺激而损伤。

在采用盐饭膏敷法治疗的同时，每天还可以吃几个木瓜或者是喝几杯木瓜汁。宋代名医许叔微在《本事方》中记载一则有趣的故事：安徽广德顾安中外出，突然腿脚肿痛，不能行走，只好乘船回家。在船上，他将两脚放在一包装货的袋子上，下船时突然发现自己腿脚肿胀疼痛竟然好了许多，感到十分惊奇，就问船家袋中装的是何物？船家回答是木瓜。顾安中回家后，就买了一些木瓜切片，装于袋中，每日将脚放在上面，不久，他的腿脚病就痊愈了。这一记载说明，木瓜确有治疗风湿痹痛的神奇功效。

当然，上面说的是一种药用木瓜，亦称铁脚梨，为我国特有的野生果，因它产于安徽宣城(古称宣州)，故称其为“宣木瓜”。而我们平时食用的木瓜，即水果店里的木瓜，因其产于热带美洲，属舶来品，我国自古以来将国外称番地、番邦，故名其为“番木瓜”，国内主要产于广东、海南、台湾等地。宣木瓜和番木瓜原植物种类完全不同，因此，其性味、功效亦不相同，应予以区别。

宣木瓜性温味酸涩，有香气，入肝、脾经，具有平肝、舒筋、活血、通络、化湿、和胃的功效，为治腿痛、转筋、湿痹、脚气的要药，多用于治疗风湿性关节炎、腰膝酸痛、脚气肿胀、小腿肌肉痉挛等症状。

番木瓜性微寒味甘平，具有健脾胃、助消化、润肺燥、除热痰、通乳汁、利二便和防止肌肤老化、去黑斑雀斑等功效。此外，还具有抗菌、杀虫、消炎的作用。

现代药理研究表明，木瓜含有丰富的糖类、蛋白质、脂肪、矿物质、胡萝卜素、维生素A、维生素B、维生素C、维生素E以及黄酮类、果胶、皂苷、木瓜蛋白酶、木瓜碱、苹果酸、枸橼酸、酒石酸等成分。木瓜的消炎止痛功效主要是靠木瓜中的木瓜苷来实现的。除了消炎止痛，木瓜还具有免疫调节作用。文章开头已经提到，类风湿性关节炎属于免疫系统疾病，其实质是免疫细胞敌我不分，自相残杀，导致免疫细胞整体质量下降，无法维持自身应有的活力，使得关节反复出现炎症、疼痛、肿胀。所以，治疗类风湿性关节炎的关键还在于提高免疫力，这样才能避免关节坏死导致残废或者引发其他致命疾病。而木瓜中的有效成分刚好起到了提高免疫系统自主神经自我调节的能力。

一般情况下，如果不治疗或治疗不当，类风湿性关节炎在5～10年内的关节残疾率是60%。现代医疗以控制炎症不让其加重致残为治疗原则，因此需要病人长期服药，即使在感觉不到症状的情况下仍需服食，但这又造成了新的问题，即药品对肾的损伤，所以不是长久之计。现在，有了这两个偏方，患者可以放心使用，不仅治标还能治本。

此外，还可以艾灸，但需要专业人士指导。具体做法是：拿一根药艾条，点燃后悬空在腹部的关元、气海穴和腰部的肾俞穴及腿部的足三里穴上方，以不太烫为妙。每个穴位艾灸20分钟，每日艾灸2次，具体时间可自行决定。其药理在于类风湿是正气、阳气不足，复感风、寒、湿邪所致，而艾有温经、去湿、散寒、消炎的作用，因此艾灸相关穴位可以补充氧气，祛除邪气，赶走风湿。如果朋友们没有时间做盐饭膏或者不喜木瓜，皆可找医师用此方疗愈。

适当补点钙，肾结石不再来

症状：肾结石

妙方：均衡食物的同时适当补补钙。

药理：钙能与胃肠道中蔬菜含有的草酸结合成不溶性的草酸钙，随粪便排出体外，减少了部分被肠胃吸收和经肾脏排出体外的草酸，从而减少了形成肾结石的概率。另外，血液呈酸性时，结石容易形成。呈碱性时，抑制结石形成。缺钙时血液偏酸性，合理补钙，血液偏碱，这样反而有利于抑制结石形成。

肾结石的病因有很多，有遗传性因素、代谢性因素、感染性因素、环境因素、饮食因素、解剖因素、药物因素等。其发病机制也非常复杂。我们可以通过了解尿液的成分，简单介绍一下肾结石的形成。排尿的主要作用是排出新陈代谢所产生的各种废物。人每天约排出 1500 毫升尿液，带走了大约 30 ~ 50 克废物。这些废物包括尿素、尿酸、肌酐、各种酸性物质（氢离子、乳酸、葡糖醛酸、β-羟丁酸、草酸、枸橼酸等）、各种盐分（钙、磷、镁、钾、钠、氨、氯等）。这些物质在尿液中的浓度较高，但人的肾脏可以使这些物质保持平衡，以溶解状态排出体外。如果尿液太少的话，这些物质中溶解度较小的草酸钙、磷酸钙、尿酸、磷酸镁铵等物质就会形成结晶——微小结石。通常人会在不知不觉中将这些微小结石排出。上述结石形成的原因，就是改变了尿液中的某些成分、打

破了尿液的平衡，先形成微小结石，在致病因素的长期作用下，结晶不断长大，最终发展成有临床意义的肾结石。

一般情况下，肾结石的形成主要与饮食有关。它是由饮食中可形成结石的有关成分摄入过多引起的。具体包括以下几种：

1. 草酸积存过多。体内草酸的大量积存，是导致肾尿结石形成的因素之一。如菠菜、豆类、葡萄、可可、茶叶、橘子、番茄、土豆、李子、竹笋等这些人们普遍爱吃的东西，正是含草酸较高的食物。医生通过研究发现，200 克菠菜中，含草酸 725.6 毫克，如果一人一次将 200 克菠菜全部吃掉，食后 8 小时，检查尿中草酸排泄量为 20 ~ 25 毫克，相当于正常人 24 小时排出的草酸平均总量。

2. 嘌呤代谢失常。动物内脏、海产食品、花生、豆角、菠菜等，均含有较多的嘌呤成分。嘌呤进入体内后，要进行新陈代谢，它代谢的最终产物是尿酸。尿酸可促使尿中草酸盐沉淀。如果一次过多地食用了含嘌呤丰富的食物，嘌呤的代谢又失常，草酸盐便在尿中沉积而形成尿结石。

3. 脂肪摄取太多。各种动物的肉类，尤其是肥猪肉，都是脂肪多的食品。多吃了体内脂肪必然增高，脂肪会减少肠道中可结合的钙，因而引起对草酸盐的吸收增多，一旦出现排泄功能故障，如出汗多、喝水少，尿量少，肾结石就很可能在这种情况下形成。所以，医生们常讲，为了预防得结石病，热天要多喝水，吃了油水多的食物时，也要多喝水，以促进排尿畅通，稀释尿液成分，从而减少得结石的危险。

4. 糖分增高。糖是人体的重要养分，要经常适量增补，但一下子增补太多，尤其是乳糖，也会为结石形成创造条件。专家们发现：不论正常人或结石病人，在食用 100 克蔗糖后，2 小时后去检查他们的尿，发现尿中的钙和草酸浓度均上升，若是服用乳糖，它更能促进钙的吸收，导致草酸钙在体内的积存而形成尿结石。

5. 蛋白质过量。对肾结石成分进行化验分析，发现结石中的草酸钙占 87.5%。这么大比重的草酸钙的来源就是蛋白质里除含有草酸的原料——甘氨酸、羟脯氨酸之外，蛋白质还能促进肠道功能对钙的吸收。如果经常过量食用高蛋白的食物，便使肾脏和尿中的钙、草酸、尿酸的成分普遍增高。若不能及时有效地通过肾脏把多余的钙、草酸、尿酸排出体外，就会得肾脏结石、输尿管结石症。当今世界经济发达国家肾结石发病率增高的主要原因就是如此。

从以上几种易形成肾结石的因素来看，要预防肾结石病的发生，就必须改变只顾单求一种营养和追求营养过甚的观念。这就是说，在人类的日常饮食中，不能因为某种食物好吃、营养价值高，就一味地吃这种食物。必须注意食物的搭配，各种食物都适量进食，即使是检查出身体缺乏某种营养素需要某种食物来补充时，也不宜一次大量进食，因为人体的消化、吸收功能是有限的。消化、吸收不了的养分就要通过排泄器官排泄出去，这样也会增加泌尿系统的负担，即使不患肾结石病，也对健康不利。

日常生活中，大量饮水对所有成分尿石都有防治作用。在炎热的夏天，每日尿量少于1200毫升时，尿石生长的危险性显著增大。如能使每日饮水量控制在2000～4000毫升，这样可维持每日尿量在2000毫升以上。磁化水对防治草酸钙结石更有效，可将全日饮水量分别于晨起、餐间、睡前给予。清晨饮水量可达500～1000毫升。为了保持夜间尿量，睡前饮水500毫升，睡眠中起床排尿后再饮水300～500毫升，余下水分别于餐间饮服。大量饮水可促使小的结石排出，稀释尿液，可防止尿石结晶形成，并能延缓结石增长速度。

此外，要合理补钙，尤其饮食上注意补钙。这也是我们给出的治疗肾结石的老偏方。肾结石患者往往“谈钙色变”，错误地认为肾结石的元凶是钙，其实不然，肾结石患者也需要补钙。目前医学界从两个不同的角度来解释，肾结石患者为什么要补钙。

第一，钙能与胃肠道中蔬菜含有的草酸结合成不溶性的草酸钙，随粪便排出体外，减少了部分被肠胃吸收和经肾脏排出体外的草酸，从而减少了形成肾结石的概率。

第二，日本学者提出的“酸碱平衡学说”。在血液呈酸性时，结石容易形成。呈碱性时，抑制结石形成。缺钙时血液偏酸性，合理补钙，血液偏碱，这样反而有利于抑制结石形成。

第三，一定要注意在睡前慎喝牛奶。睡眠不好的人，睡前喝杯牛奶有助于睡眠。但在睡眠后，尿量减少、浓缩，尿中各种有形物质增加。而饮牛奶后 2 ~ 3 小时，正是钙通过肾脏排泄的高峰。钙通过肾脏在短时间内骤然增多，容易形成结石。因此肾结石患者，睡前不应喝高钙牛奶。

第四章

职场饮食
疾病妙方

胃反酸就服鸡蛋壳

症状： 胃反酸

妙方： 将鸡蛋壳洗净打碎放入铁锅中用文火炒黄（不能焦），然后研末，研得越细越好，最后用白开水送服，每日 2 ~ 3 次，每次 3 ~ 5 克，见效后用量逐减。

药理： 现代药理学表明，蛋壳的主要成分是碳酸钙，约占 93%，有制酸作用，研成的粉末进入胃部掩盖在炎症或溃疡的外表，可降低胃酸浓度，起到维护胃黏膜的作用。蛋壳中还含蛋白质 3.2%，碳酸镁 1.0%，磷酸钙及磷酸镁 2.8%，这些物质对受损黏膜的修复都很有益。此外，蛋壳的内膜，对胃病特别是溃疡病很有效，有保护胃黏膜的作用。

日常生活中，有些人常感觉“烧心”，仿佛有一股“酸气”从口腔涌出，非常难受，这种现象在医学上通常被称为“泛酸”。

胃泛酸是一种常见的消化道症状，并非都是胃有毛病。当胃酸过多时，酸性分泌物会刺激胃黏膜，引起泛酸，让人产生“烧心”的感觉。造成胃酸过多和泛酸的原因有很多，主要有两种：一是生理性泛酸，即当精神紧张、过度疲劳和情绪不佳时，大脑皮质功能紊乱，不能很好地管辖胃酸分泌的神经，促使胃酸分泌增多；饮食不当，如过甜、过咸、过辣、过酸、过冷、过烫的食物都可刺激胃酸分泌增加；而某些粗粮、红薯、马铃薯等含多量淀粉、糖、酸等，会刺激胃产生大量胃酸，况且不易消化的食物，剩余的糖分在胃肠道里发酵，也会诱发泛酸。此外，某些药物，如阿司匹林、利血平、保泰松等，也可刺激胃酸分泌增多。二是病理性泛酸。慢性胃炎、胃或十二指肠溃疡病等，可促使胃酸增多，常常出现泛酸。

可以说，几乎每个人都有过胃泛酸的情况。大多数人认为，胃泛酸就是有点“烧心”，过一段时间就能好，无须多加注意。但是如果这种现象持续时间很长，则可能变成医学上所说的胃食管回流病。尽管这种疾病可治愈，但前提是有这种消化道疾病的患者自己首先必须重视。

现代药理学表明，蛋壳的主要成分是碳酸钙，约占93%，有制酸作用，研成的粉末进入胃部掩盖在炎症或溃疡的外表，可降低胃酸浓度，起到维护胃黏膜的作用。蛋壳中还含蛋白质3.2%，碳酸镁1.0%，磷酸钙及磷酸镁2.8%，这些物质对受损黏膜的修复都很有益。此外，蛋壳的内膜，对胃病特别是溃疡病很有效，有保护胃黏膜的作用。清代和近代的很多名中医都喜欢以此为药引，处方名为“凤凰衣”。

胃病的种类不少，病理表现也非常复杂，胃酸过多只是其中一种。作为治疗，制酸固然重要，但却不是治本之法，所以还是建议胃病患者要明确诊断，特别要排除恶性肿瘤等疾病，然后再使用本法。

做仰卧起坐告别胃下垂

症状：胃下垂

妙方：仰卧起坐，每日做3～5次，每次直到做累为止。在普通仰卧起坐的基础上，可以练习半仰身坐。

药理：通过持续的仰卧起坐运动可以改善膈肌悬吊力不足，肝胃、膈胃韧带功能减退而松弛，腹内压下降及腹肌松弛等症状，而这些因素正是胃下垂的根本原因。

胃下垂是指站立时，胃的下缘达盆腔，胃小弯弧线最低点降至髂嵴连线以下，称为胃下垂。轻度胃下垂多无症状，中度以上者常出现胃肠动力差，消化不良等症状。该病的发生多由于膈肌悬吊力不足，肝胃、膈胃韧带功能减退而松弛，腹内压下降及腹肌松弛等因素，加上体形或体质等因素，使胃呈鱼钩状，即为胃下垂所见的无张力型胃。正常腹腔内脏位置的固定主要靠三个因素：横膈的位置和膈肌的活动力；腹肌力量，腹壁脂肪层厚度的作用；邻近脏器或某些相关韧带的固定作用。由于病因及原发性疾病和体质的不同，其肌力低下的程度、韧带松弛的程度存有一定的差异，其下垂程度不同，临床表现也不同。如无力型者往往伴全身脏器下垂，其悬吊、固定脏器的组织韧带全部为低张力。而慢性消耗性疾病或久卧少动者，往往是腹肌张力下降，以膈肌悬吊力不足和胃肝韧带松弛为主，常不合并全身脏器下垂。

胃下垂的治疗，要以功能锻炼和饮食调养为主。患者应经常参加体育活动，在全身性运动的基础上，着重对腹肌进行锻炼。没有条件使用体育器械锻炼者，可采取仰卧起坐的简便方法，每日做 3 ～ 5 次，每次直到做累为止。

在普通仰卧起坐的基础上，可以练习半仰身坐。它是在仰卧起坐的基础上，对腹直肌进行强化训练的有效方法。做仰卧起坐时，上体由平卧升起至与地面成45°角前不是腹直肌负担最重的阶段，有胸锁乳突肌、胸大肌、肋间肌、腰小肌、腰大肌和髂肌等的协同工作。超过45°后，由于上体重心至臀部支点的“阻力臂”不断缩短，腹直肌所起“吊车作用”的负担量越来越小，因而也不是腹直肌负担最重的阶段，只有处在45°角才是开发它“抗阻力生长机能”的最佳时机。因此，延长身体在45°角的持续时间是增大腹直肌刺激量的有效方法。半仰身坐的方法为，仰卧在地板或床上，双手抱头，两脚钩住床头的皮带等固定物。接着，挺胸直腰、头部上顶，以拉长上体的“重力臂”。然后，意念腹直肌发力，上体平稳升起，当与地面成45°夹角时，保持姿势不动，做静力性锻炼。呼吸为顺畅的胸式呼吸，不能屏气憋劲。静停 30 秒左右为一组，遂仰卧或起身休息。可利用休息时间进行深呼吸和腹部自我按摩。练习 4 ～ 8 组，每组间歇 1 分钟左右。练到一定程度后，便可延长静停时间。随着半仰身坐能力的不断提高，可两手在头后抱握哑铃或杠铃做动作，以增大腹直肌的负荷量，促使其强壮。另外，还可结合做一些拓展性的动作。

此外，要少食多餐，选择易消化而富于营养的食物，餐后应卧床休息45～60分钟，以减轻胃的负担，同时减少站立时间，避免过度劳累。

巧用云南白药治疗消化性溃疡

症状：消化性溃疡

妙方：取云南白药0.25～0.5克，用温开水送服，每天4次。由肝胃不和、消化不良所致的胃溃疡，可用云南白药1瓶，红枣、饴糖各500克，将红枣与饴糖蒸熟后，先吃枣肉，再服云南白药。

药理：云南白药的主要成分是三七，三七可以增加黏膜微循环，促进黏膜上皮细胞再生，进而促进溃疡面愈合。云南白药还可显著增强巨噬细胞的吞噬功能，抑制炎症介质释放；同时还能促进溃疡面的愈合与修复；有效成分对幽门螺杆菌有抑制作用，能防止幽门螺杆菌产生耐药性。云南白药止血效果佳，对伴有出血的胃溃疡效果（症状为大便黑色）更好。

许多人因为工作紧张、饮食不规律，导致胃肠功能失调，胃酸分泌增多，这种情况如长期得不到改善便会引发为胃溃疡。中医认为，胃溃疡的常见病因有情志内伤、饮食劳倦、六淫邪毒等，根本原因在于脾胃虚寒，表现为气滞、郁热、痰饮、淤血等，所以临床治疗多以疏肝和胃、温中健脾、养阴益胃、活血化瘀等治法为主。

云南白药是家庭常备药物之一，具有止血、镇痛、消炎等功效，主要用于跌打损伤、各种出血症等，对胃溃疡也有治疗作用。现代药理研究表明：云南白药可明显提高免疫功能，通过保护胃及十二指肠黏膜，减轻黏膜炎症，改善微循环，加速黏膜修复，促进溃疡愈合。云南白药的主要成分是三七，三七可以增加黏膜微循环，促进黏膜上皮细胞再生，进而促进溃疡面愈合。云南白药还可显著增强巨噬细胞的吞噬功能，抑制炎症介质释放；同时还能促进溃疡面的愈合与修复；有效成分对幽门螺杆菌有抑制作用，能防止幽门螺杆菌产生耐药性。云南白药止血效果佳，对伴有出血的胃溃疡效果（症状为大便黑色）更好。

胃溃疡患者可取云南白药 0.25 ~ 0.5 克，用温开水送服，每天 4 次。由肝胃不和、消化不良所致的胃溃疡，可用云南白药 1 瓶，红枣、饴糖各 500 克，将红枣与饴糖蒸熟后，先吃枣肉，再服云南白药。另外，民间验方有：乌贼骨 50 克、浙贝母 200 克，共研细末，混匀，每日服 2 次，每次 4 克，连服 1 ~ 3 周；该方主要用于伴有泛酸、呕吐等症的胃溃疡。

胃痛好难受，巧按摩不用愁

症状：胃寒，胃热

妙方：①按摩足三里穴。

② 睡前用手心按摩腹部，单手手心贴在腹部以肚脐为中心，顺时针按摩和逆时针各按摩相同的圈数，直至手掌心感到热。

药理：① 本穴是胃经的合穴，四总穴之一，能通心腹胀，善治胃中寒，肠鸣并泄泻。

② 腹部按摩可以促进肠蠕动，加快消化和提高肠道的吸收功能，并促进睡眠，提高睡眠质量。

近年来，由于种种原因，胃病在我国普通人群中发病率较高，尤其是白领人群。由于工作比较繁忙、不按时进餐、暴饮暴食、快速进食等种种不良饮食习惯，使白领们饱受胃痛的折磨。通过下面的偏方，可以帮您排忧解难。

中医治胃痛要分清胃热还是胃寒，不要乱用。正常来说，胃部会分泌黏液保护胃壁；分泌消化液及胃酸来帮助消化。胃寒者正是因为消化液及胃酸过少，以致胃口呆滞、食欲缺乏，整天感到腹胀口淡，有时甚至作闷想吐。从中医角度解释，胃寒是因不够气所致，气不足指胃功能低下、胃部肌肉弹性不够，影响蠕动及分泌液的供应。至于胃热，粗略可分两种：一种是胃炎，同样会感到胃胀、没食欲，唯一与胃寒不同的是胃热者会感到口苦，兼有口臭；另一种胃热的情况则完全不同，患者胃口大开，好像永远吃不饱，原因是他们阳火过盛伤津，胃部过度活跃，蠕动加快，所以食欲增加。早期糖尿病患者正是有此情形，阴液不足，吃得多，拉得多，睡得多。假如你有类似情况，必须及早检查。

这里介绍几种摆脱胃寒与胃热的传统按摩法。

第一招按摩足三里穴。俗话说：三里膝眼下，三寸两筋间，能通心腹胀，善治胃中寒。足三里的取穴方法为，位于外膝眼下四横指、胫骨边缘。找穴时左腿用右手、右腿用左手以食指第二关节沿胫骨上移，至有突出的斜面骨头阻挡为止，指尖处即为此穴。本穴是胃经的合穴，四总穴之一，艾灸的话，作用会更加显著。

此外，还有腹部按摩法。具体做法是：睡前用手心按摩腹部，单手手心贴在腹部以肚脐为中心，顺时针按摩和逆时针各按摩相同的圈数，直至手掌心感到热，累时可以换另外一只。做的同时配合深长的呼吸，将注意力集中在呼吸和按摩上。这样的按摩可以促进肠蠕动，加快消化和提高肠道的吸收功能，并促进睡眠，提高睡眠质量。

两种草让你告别慢性胃炎

症状：慢性胃炎，胃痛

妙方：① 取甘草10克，开水泡20分钟后，再加2勺蜂蜜，搅拌后，于饭前1小时喝下，每日3次，连服4周。

② 用蒲公英30克泡水，早中晚各1次饮用，服用4周即可

药理：甘草与蜂蜜都有杀菌作用，能杀死幽门螺杆菌，尤其是对已经具有对常规抗生素耐药的幽门螺杆菌。另外，蜂蜜有调脾养胃的好处，能有效修复胃黏膜。至于饭前1小时喝是为了避免分泌过多胃酸，研究表明，饭后进食蜂蜜会分泌过多胃酸而引起胃反酸，而饭前进食则可减少胃酸分泌。蒲公英入药方，是因为它不但有杀灭抑制幽门螺杆菌的作用，还有修补胃黏膜损伤的作用，跟蜂蜜差不多。

现已证实幽门螺杆菌是慢性胃炎的主要致病因子。幽门螺杆菌主要存在于口腔和胃肠道内，不少人并不知道自己被感染。若经常感到胃痛（季节、气候变化时易发作）、腹胀、不消化、口臭、泛酸水、嗳气等，很可能是幽门螺杆菌感染了，应尽早到医院进行幽门螺杆菌检查。

幽门螺杆菌具有极强的传染性，通过被感染的食物和水进入人体，在胃黏膜上“落户定居”、繁殖，先导致胃炎，后发展成胃溃疡、胃癌。一般通过三个途径传染：一是碗筷，每天将碗筷煮沸10～15分钟，可杀死多数幽门螺杆菌；二是床铺，带有幽门螺杆菌的人，可通过唾液和呼吸污染被褥、枕头，造成家人之间的传染，应经常消毒换洗被褥、枕头；三是猫狗等宠物容易携带幽门螺杆菌，应避免与宠物亲密接触。

药物治疗幽门螺杆菌感染，通常为服用2～3种抗生素加质子泵抑制剂，

俗称三联疗法。但容易产生幽门螺杆菌的耐药性，并产生破坏消化道内益生菌群的副作用。所以，我们不妨考虑利用中药来治疗。这里给大家推荐个偏方，就是甘草蜂蜜水。具体做法是：取甘草10克，开水泡20分钟后，再加2勺蜂蜜，搅拌后，于饭前1小时喝下，每日3次，连服4周。此方的药理在于，甘草与蜂蜜都有杀菌作用，能杀死幽门螺杆菌，尤其是对已经具有对常规抗生素耐药的幽门螺杆菌。另外，蜂蜜有调脾养胃的好处，能有效修复胃黏膜。至于饭前1小时喝是为了避免分泌过多胃酸，研究表明，饭后进食蜂蜜会分泌过多胃酸而引起胃反酸，而饭前进食则可减少胃酸分泌。

除了甘草和蜂蜜外，还有一个方子好使。就是用蒲公英30克泡水，早中晚各1次饮用，服用4周即可。蒲公英入药方，是因为它不但有杀灭抑制幽门螺杆菌的作用，还有修补胃黏膜损伤的作用，跟蜂蜜差不多。

在使用老偏方的同时，如果能在饮食上加以辅助，将会使慢性胃炎更快愈合。下面我们介绍几个治疗幽门螺杆菌感染的食物偏方，既能去病，又不伤胃。

首先是卷心菜。卷心菜有抗生素的作用，可杀死包括幽门螺杆菌在内的多种细菌，每天喝1/4卷心菜榨的汁，3周后可减轻由胃溃疡和十二指肠溃疡造成的腹痛，并有助于两种溃疡病的愈合。卷心菜还含有一种类似甘珀酸的化学物质，可刺激胃肠细胞分泌黏液以形成屏障，从而与胃酸隔离，保护胃不受伤害。卷心菜越新鲜，抗溃疡的效果越好。

其次是紫皮独头大蒜。可抑制幽门螺杆菌繁殖。新鲜大蒜比较辛辣，杀菌力较强。每日吃饭时坚持生吃1个紫皮独头大蒜，2周后抑菌效果即可显现。

其实，患者朋友在日常生活中保持口腔清洁卫生，也能起到防治幽门螺杆菌的作用。口腔是幽门螺杆菌的重要感染源，服用甲硝唑等抗生素治疗，一般对胃中的幽门螺杆菌有杀灭作用，但对口腔里的却往往无效，这就容易使口腔中的病菌进入胃肠道导致反复感染发作。所以要防止胃肠道感染，首先要彻底清除口腔中的幽门螺杆菌。在牙菌斑中也存在大量的幽门螺杆菌。当机体抵抗力下降时，随唾液或食物咽到胃内的幽门螺杆菌便兴风作浪，导致胃病的发作。口腔中的幽门螺杆菌还可导致口臭。防治幽门螺杆菌必须注意口腔清洁，每月更换牙刷，并坚持每餐饭后漱口刷牙，防止牙垢和牙菌斑的形成。另外，也可自制杀灭幽门螺杆菌的药物牙膏，将薄荷叶20克(药店有售)研成粉，挤出牙膏60克放进干净容器里，加入薄荷粉搅拌均匀，每日用其刷牙，连续使用30日，可有效杀灭寄生在牙菌斑上的幽门螺杆菌。

佩戴假牙的中老年朋友更要注意保持口腔清洁，每晚临睡前，将假牙取下放入洗米水中浸泡，次日起床后将假牙取出，用软毛刷在清水中洗涮干净，戴入口内。洗米水中含有多种生物酶，具有去污功能，可避免牙菌斑的形成，而且洗米水对假牙没有腐蚀作用。

胃胀常打嗝，试试黄连泡水偏方

症状： 胃胀

妙方： 黄连泡水，每日饮3杯，宜在饭后2小时饮。

药理： 在病理情况下，当胃、十二指肠存在炎症、反流、肿瘤或胃液、十二指肠液成分发生改变时，就会使胃的排空延缓，食物不断对胃壁产生压力；同时，食物在胃内过度发酵后产生大量气体，使胃内压力进一步增高，因而就导致了上腹部的饱胀、压迫感，即胃胀。而胃炎与肠炎的致病因素主要在于幽门螺杆菌，所以我们用黄连来杀死病菌。

胃的生理功能主要是暂时储存食物和消化食物。食物由胃进入小肠的过程称为胃的排空。一般在食物入胃后5分钟有部分就开始排入十二指肠。不同的食物排空的速度不同，混合食物由胃完全排空通常需要4～6小时。胃的排空主要取决于幽门两侧（胃内和十二指肠内）的压力差。食物在胃的排空过程中

引起胃运动，从而产生胃内压。当胃内压大于十二指肠内压时，食物即可由胃排出。反之，十二指肠内容物对胃运动的抑制则减慢胃的排空。在病理情况下，当胃、十二指肠存在炎症、反流、肿瘤或胃液、十二指肠液成分发生改变时，就会使胃的排空延缓，食物不断对胃壁产生压力；同时，食物在胃内过度发酵后产生大量气体,使胃内压力进一步增高,因而就产生了上腹部的饱胀和压迫感，即胃胀。从中医理论来讲，胃胀的产生主要是由于各种病因影响到胃腑，使胃气不能正常和降，气机停滞于胃脘而形成的。

现代医学表明，胃炎与肠炎的致病因素主要在于幽门螺杆菌。幽门螺杆菌的传染力很强，可通过手、不洁食物、不洁餐具等途径传染。幽门螺杆菌进入胃后，借助菌体一侧的鞭毛提供动力穿过黏液层。研究表明，幽门螺杆菌在黏稠的环境下具有极强的运动能力，强动力性是幽门螺杆菌致病的重要因素。幽门螺杆菌到达上皮表面后，通过黏附素，牢牢地与上皮细胞连接在一起，避免随食物一起被胃排空，并分泌过氧化物歧化酶和过氧化氢酶，以保护其不受中性粒细胞的杀伤作用。幽门螺杆菌富含尿素酶，通过尿素酶水解尿素产生氨，在菌体周围形成“氨云”保护层，以抵抗胃酸的杀灭作用。正常情况下，胃壁有一系列完善的自我保护机制，能抵御经口而入的千百种微生物的侵袭。自从在胃黏膜上皮细胞表面发现了幽门螺杆菌以后，才认识到幽门螺杆菌几乎是能够突破这一天然屏障的唯一“元凶”。

至于如何杀灭幽门螺杆菌，我们在前面已提过，具体做法是：取甘草 10 克，开水泡 20 分钟后，再加 2 勺蜂蜜，搅拌后，于饭前 1 小时喝下，每日 3 次，连服 4 周。其药理在于，甘草与蜂蜜都有杀菌作用，能杀死幽门螺杆菌，尤其是对已经具有对常规抗生素耐药的幽门螺杆菌。另外，蜂蜜有调脾养胃的好处，能有效修复胃黏膜。此外，黄连泡水也能很好地杀死幽门螺杆菌，许多朋友受不了黄连的苦，殊不知苦尽甜来，不妨静下心来体会它的苦。

把胃胀治好的同时，要注意饮食习惯，如定时定量，少食多餐，细嚼慢咽。尤其忌食烟熏、腌制食物，因为含亚硝胺的腌制食品具有致癌作用，在幽门螺杆菌阳性的作用下会更甚。

米汤加盐，专治拉肚子

症状：拉肚子

妙方：小米粥加盐，空腹饮食。

药理：拉肚子的时候，人体内的消化液会严重流失，进而使人体体液下降，造成脱水。机体在丢失水分的同时，电解质特别是钠离子也发生不同程度的丧失，所以脱水实际上包括水分和电解质的共同丢失，而电解质存在于盐水当中，因此要多饮盐水，但是，若只喝盐水的话，小肠上皮细胞内无法形成较高的渗透压以至于不能很快地吸收水，只有加葡萄糖才能解决这个问题，而补充葡萄糖又不能通过一般的果糖来补充，因为能将果糖水解成葡萄糖的酶是在小肠内产生的，但人在拉肚子时小肠的酶已经所剩无几，无法完成水解功能，所以只能通过米汤当中的淀粉水解成葡萄糖来补充，因为淀粉真正被分解是靠胰淀粉酶，而胰淀粉酶是由胰脏分泌。因为胰脏并不在消化道内，所以拉肚子对胰脏功能没有影响，可以分泌胰淀粉酶将淀粉水解。至于为什么要喝米汤而不直接吃饭，就是因为流体食物和酶的接触面积大，能较快地被酶水解，形成浓度较高的葡萄糖，利于水分的吸收。

提起拉肚子，我们首先要说说脱水。因为拉肚子拉得厉害就会造成体内消化液严重流失，进而使人体体液下降，造成脱水。那么，什么是脱水？

机体在某些情况下，由于水的摄入不足或丢失过多，以致体液总量明显减少的现象，称为脱水。机体在丢失水分的同时，电解质特别是钠离子也发生不同程度的丧失，所以脱水实际上包括水分和电解质的共同丢失。脱水持续进行，从皮肤和呼吸器官蒸发的水分相应减少，散热发生障碍，因而使体温升高。此种因脱水所致的发热，通常称为脱水热。严重脱水时，由于细胞外液的渗透压极度增高，故可导致细胞脱水。此时，脑组织体积缩小，内压降低，从而引起大脑皮层和皮层下各级中枢的功能相继紊乱，所以患病动物呈现出运动障碍和昏迷等神经症状，甚至可导致死亡。

在脱水情况下，一般医生都会给病人补液，补液的药就是葡萄糖和电解质（盐溶液），用来补充人体体液的缺失。但吊盐水是一件麻烦的事，所以现在常用口服的方法将葡萄糖和盐溶液一起服下去用来纠正脱水。但为什么盐水一定要和葡萄糖一起服用呢？因为单单服盐水，人体对水分的吸收和无机盐的吸收远没有加葡萄糖的效果好。

如果只喝盐水的话，小肠上皮细胞内不能形成较高的渗透压，以至于不能很快地吸收水分。那我们为什么一定要用米汤来补充葡萄糖呢？我们为什么不直接吃点糖呢？

我们吃的糖一般为果糖（白糖、普通的糖果等），而能将果糖水解成葡萄糖的酶是在小肠内产生的。由于拉肚子，小肠的酶已经所剩无几，无法完成水解功能，所以吃糖是不行的。但为什么喝米汤就行呢？大家都知道我们吃的米里面含的是淀粉，淀粉可以水解成葡萄糖，而水解淀粉的酶叫淀粉酶，分为唾液淀粉酶和胰淀粉酶。由于食物和唾液接触时间不是很长，并且唾液也不能将淀粉水解成葡萄糖（分解成中间产物）。所以，淀粉真正被分解是靠胰淀粉酶，而胰淀粉酶是由胰脏分泌。因为胰脏并不在消化道内，所以拉肚子对胰脏功能没有影响，可以分泌胰淀粉酶将淀粉水解。至于为什么要喝米汤而不直接吃饭，就是因为流体食物和酶的接触面积大，能较快地被酶水解，形成浓度较高的葡萄糖利于水分的吸收。

除了小米加盐能防治拉肚子外，喝酸奶也是个不错的方法。许多患者都有过这样的经历：吃抗生素后常会腹泻，此前也没吃什么脏东西，少数人甚至会因不明原因导致的腹泻去医院求诊。其实，这种腹泻常是使用抗生素后菌群失调的缘故。大家都知道，抗生素对治疗细菌感染起着重要的作用，但它是一把双刃剑，在杀灭外来致病细菌的同时，也会破坏人体内的正常菌群。我们的肠道内，寄居着数以亿计的细菌，形成了一个相互制约的微生态系统，保持着内环境的稳定，并阻止致病菌在肠道内生长繁殖等。长期使用抗生素，会造成肠道内微生态平衡的破坏，益生菌被抑制，少数致病菌和耐药菌趁机异常繁殖，引起肠道菌群失调，表现出腹泻等症状。这种现象被称为“抗生素相关性腹泻”。这时，就需要用到老酸奶了。酸奶中含有大量的益生菌——乳酸杆菌，还含有调节肠道菌群的物质——双歧因子，大家在使用抗生素后，不妨喝点酸奶，以补充肠道的有益菌群，每日饮用 500 ~ 750 毫升酸奶就有很好的治疗作用。但不要用酸奶送服药物。

另外，拉肚子的病人身体虚弱、抵抗力差，胃肠道易并发感染，更应注意饮食卫生，不吃生冷、坚硬及变质食物，禁酒及辛辣刺激性强的调味品，杜绝生食。不过喝酸奶治拉肚子却是有一定道理的。酸奶中含有益生菌，它可改善肠道微生物平衡，产生有益作用的活的微生态环境。益生菌可预防抗生素相关腹泻和婴儿腹泻，同时注意益生菌不能与抗生素联合使用。

烟瘾难耐，一杯茶水来解决

症状：烟瘾难耐

妙方：每天喝 3 杯绿茶。

药理：茶叶中茶多酚的主体儿茶素类物质是一种抗氧化剂，也是一种自由基强抑制剂。它可以抑制由于吸烟引起的肿瘤发生；每天吸 30 支烟的人，他的肺部在一年内得到香烟中放射性物质的辐射量相当于他的皮肤在胸腔 X 光机上透视了大约 300 次。而饮茶能有效地阻止放射性物质侵入骨髓并可使锶 90 和钴 60 迅速排出体外，茶叶中的儿茶素类物质和脂多糖物质可减轻辐射对人体的危害，对造血功能起到显著的保护作用；经科学研究发现，吸烟正成为危害眼睛健康的大敌，会促发白内障。白内障是由于人体内氧化反应产生的自由基作用于眼球的晶状体所致，而茶叶中的茶多酚分解产生的具有抗氧化作用的代谢物可以阻止体内产生自由基的氧化反应的发生；茶叶中维生素C的含量较丰富，尤其是绿茶，在正常情况下，茶叶中维生素C的浸出率可以达到80%左右，茶汤中的维生素C在摄氏90度下也很少被破坏。吸烟者饮茶完全可以补充由于吸烟造成的维生素C的不足，以保持人体内产生和清除自由基的动态平衡，增强人体的抵抗能力。

从健康角度考虑，戒烟势在必行。而对那些一时还难以戒掉烟瘾的吸烟者来说，饮茶则是减轻吸烟危害的最好方法。因为茶叶中的茶多酚、维生素C等成分对香烟中所含有的各种有害物质有降解作用，边饮茶边吸烟，毒素可随饮茶不断解除，通过粪便排出体外。吸烟者常饮茶，主要有四大好处：

1. 可以减轻吸烟诱发癌症的可能性。香烟的烟雾里含有4000多种化学物质，其中50种以上化学物质属于致癌物质，而且经过呼吸道吸收又最有利于这些香烟中致癌物质在全身扩散。长期吸烟不仅可以诱发肺癌，还可能得食管癌、喉癌、胰腺癌、肾癌、膀胱癌等各种癌症，尤其是肺癌患者中吸烟者要占80%～99.5%。美国休斯敦安德森癌症中心的科研人员从分子角度阐明了吸烟与肺癌的关系，指出吸烟引起的基因变异是导致肺瘤的直接原因。饮茶有防癌抗癌作用。茶叶中的茶多酚能抑制自由基的释放，控制癌细胞的增殖。自由基是人体在呼吸代谢过程中，在消耗氧的同时产生的一组有害“垃圾”，它几乎存在于人体的每一个细胞之中，是人体的一大隐患和“定时炸弹”。研究表明，自由基也是基因变异、致癌的重要原因。一般情况下，人的机体处于自由基不断产生和不断消除的动态平衡之中。值得指出的是，香烟是自由基发生剂，据测定，人们每吸一日烟就可产生10^{17}个自由基，吸烟会破坏这种动态平衡。自由基产生过多，人体致癌的可能性也就随之加大。茶叶中茶多酚的主体儿茶素类物质是一种抗氧化剂，也是一种自由基强抑制剂。它可以抑制由于吸烟引发的肿瘤。绿茶中的茶多酚清除自由基的能力较强，它们对超氧阴离子自由基具有很强的清除效应。中国预防医学科学院营养与食品卫生研究所在研究了145种茶叶后证实，茶叶确有阻断人体内亚硝胺合成的能力。南京中山肿瘤研究所阎玉森经试验发现，茶多酚进入人体后能与致癌物结合，使其分解，降低致癌活性，从而抑制致癌细胞的生长。

2. 可以减轻吸烟所引起的辐射污染。据美国马萨诸塞大学医疗中心的约瑟夫·迪法兰赞博士估计，每天吸30支烟的人，他的肺部在一年内得到香烟中放射性物质的辐射量相当于他的皮肤在胸腔X光机上透视了大约300次。而饮茶能有效地阻止放射性物质侵入骨髓并可使锶90和钴60迅速排出体外，茶叶中的儿茶素类物质和脂多糖物质可减轻辐射对人体的危害，对造血功能起到显著的保护作用。用茶叶片剂治疗由于放射引起的轻度辐射病的临床试验表明，其总有效率可达90%。

3. 可以防治吸烟而促发的白内障。经科学研究发现，吸烟正成为危害眼睛健康的大敌，会促发白内障。美国哈佛大学医学院研究人员发现，与那些从不吸烟的人相比，每天吸20支以上香烟的人，患白内障的可能性是不吸烟人的2倍，吸烟量越大，患白内障的可能性也就越大。在我国由不明原因导致的失明者中就有4%的人是吸烟引起的。加拿大科学家却发现，多饮茶可以防止白内障。他们认为，白内障是由于人体内氧化反应产生的自由基作用于眼球的晶状体所致，而茶叶中的茶多酚分解产生的具有抗氧化作用的代谢物可以阻止体内产生自由基的氧化反应的发生。另外，美国农业部营养与衰老研究中心的科学家们最近发现，白内障的发病率与人体血浆中胡萝卜素含量高低及浓度大小关系密切。凡是白内障患者，其血浆中胡萝卜素浓度往往很低，且发病率比正常人高3～4倍。

4. 可以补充吸烟所消耗的维生素C。因为吸烟可促使人体血清中的维生素C与烟雾中的一氧化碳、亚硝胺、尼古丁、甲醛等氧化致癌物结合，进而转变为无毒化合物或非突变物质排出体外，使得维生素C含量大大减少，导致人体内的垃圾——自由基的大量堆积，给人体埋下隐患，加剧了自由基对各种正常细胞的损伤作用。比如吸入尼古丁等有害物质，使细胞中氧自由基浓度增加。氧自由基对人体细胞有侵害作用，极易引起癌变反应，美国的研究人员发现，经常补充一定剂量的维生素C则可避免吸烟所带来的这种危害。因为维生素C具有抗氧化作用，可抑制氧自由基的生成，使人体细胞免受侵害。茶叶中维生素C的含量较丰富，尤其是绿茶，在正常情况下，茶叶中维生素C的浸出率可以达到80%左右，茶汤中的维生素C在摄氏90度下也很少被破坏。吸烟者饮茶可以摄入适量的维生素C，特别是坚持饮绿茶，完全可以补充由于吸烟造成的维生素C的不足，以保持人体内产生和清除自由基的动态平衡，增强人体的抵抗能力。

总而言之，虽然饮茶对吸烟者有一定的好处，但本文绝非鼓励人们去吸烟，更不是因为饮茶可缓解吸烟的危害而提倡肆无忌惮地去吸烟。为了您的健康，彻底戒烟才是最终选择！

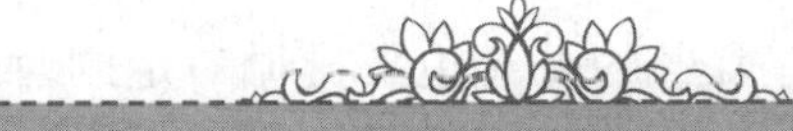

工作时吃些“绿色零食”

症状：工作间隙饥饿感频发影响工作

妙方：吃“绿色零食”。

医理：大部分人认为吃零食是非常不好的习惯，事实上只要配合健康的、低热量高营养的食物，适量地吃零食，不但可以减轻饥饿感，还能作为日常均衡营养的一个补充。零食能帮助控制胃口，减少进餐量，只要食用低脂肪的零食，就可以避免大量进餐，减少发生肥胖的概率。况且“边吃边工作”的状态特别容易缓释工作的压力，对于一些从事高密度工作的人来说，是一种很好的选择。

大多数人会有这样的感觉，接近午休或下班时肚子会饿，往往会影响工作效率，这个时候不妨吃一点“绿色零食”，可以增进脑部血管活力，也有助于

你集中注意力。

“绿色零食”是指含有丰富的营养素，而糖分和脂肪相对较低，防腐剂含量较少并适合作为日常营养补充的零食。比如低脂乳酪、花生、无花果、海苔、水果等。还有超市里销售的果蔬干片，口感非常香脆，但并不是油炸或者膨化的食品，而是高温烘干水分制成的，不仅营养损失小，脂 肪热量也很低，不会导致肥胖。

因为大多数上班族早餐较为单调，基本上是牛奶、豆浆配面包，适当地吃点零食，如花生等，就可以补充粮食里缺乏的营养素。

大部分人认为吃零食是非常不好的习惯，事实上只要配合健康的、低热量高营养的食物，适量地吃零食，不但可以减轻饥饿感，还能作为日常均衡营养的一个补充。零食能帮助控制胃口，减少进餐量，只要食用低脂肪的零食，就可以避免大量进餐，减少发生肥胖的概率。况且“边吃边工作”的状态特别容易缓释工作的压力，对于从事一些高密度工作的人来说，是一种很好的选择。

需要注意的是，“绿色零食”的补充也要遵循一定的时间，上午的十点左右和下午的四点是吃零食的最佳时间，这时离正餐还有一段时间，容易产生饥饿感，也是工作最疲惫的时候，适当吃点零食可以让工作更有效率。

第五章

职场女性易患疾病妙方

高跟鞋害您长鸡眼，乌梅醋泥巧治疗

症状：鸡眼

妙方：① 取乌梅 10 枚，研成细末，装入瓶内，加上香油浸泡 7 ～ 10 天，和匀成药膏。用温盐水浸泡鸡眼，待粗皮软化去除粗皮，取适量药膏敷在鸡眼上，再用纱布包扎，12 小时换一次药，3 天为一个疗程。

② 取乌梅 1 枚，水泡 30 分钟，取出，用潮布包 8 小时，打开用小刀削下一小片乌梅肉，覆盖于鸡眼之上，胶布固定，每日 1 次，换药时用刀削去突出的死肉再贴，一般 1 周左右即可连根拔除，根深的适当延长时间。治愈后同一位置一般不会再发。

药理：乌梅当中含有大量有机酸，可以在短时间内高效促进血液循环，从而软化骨刺，也就是我们平常所说的鸡眼。

鸡眼，是由于局部皮肤抗体长期受到挤压摩擦而造成增生的角质层，形如圆锥体嵌入皮内，尖顶突入真皮中压迫神经末梢，局部一旦受压或受挤就会引起明显的疼痛。圆锥的底在皮肤表面为圆形或椭圆形、淡黄色质硬的斑，境界清楚，一般如黄豆大小。

现在有许多的高跟鞋为突出美观，都大大降低了对舒适性的考虑，有很多女性穿着的高跟鞋内部与脚型并不符合，且穿着起来极度不适，这样就导致了足部的某些部位严重受压迫或者是导致脚趾的扭曲、外翻等畸形，这样长期受压迫，就会导致局部皮肤形成厚厚的角质，抑制向内发展就会变成鸡眼。有时候当某个部位形成鸡眼以后，走路疼痛就会适当改变走路习惯而导致其他多出部位也随之形成鸡眼，最终出现多处的鸡眼症状，严重影响个人的出行。

治疗鸡眼最好不过乌梅，因为乌梅中含有大量有机酸，可以在短时间内高效促进血液循环，从而软化骨刺，也就是我们平常所说的鸡眼。具体做法是：取乌梅 1 枚，水泡 30 分钟，取出，用潮布包 8 小时，打开用小刀削下一小片乌梅肉，覆盖于鸡眼之上，胶布固定，每日 1 次，换药时用刀削去突出的死肉再贴，一般 1 周左右即可连根拔除，根深的适当延长时间。治愈后同一位置一般不会再发。

用乌梅治疗鸡眼，既简单又实惠，大家不妨一试。其实，对于鸡眼，预防比治疗更重要。方法也很简单，平日穿鞋子注意松紧合宜，使脚趾有足够的活动空间，不滥用腐蚀性药物，忌用不干净的刀剪，以防感染，切勿自行将鸡眼或厚茧去除，尤其是糖尿病患者。相信做到这些，定会还您一双美丽健康的脚。

按揉三阴交安神助眠

症状：身体亚健康

妙方：按揉三阴交(在小腿内侧，脚踝骨的最高点往上三寸处)。中午 11 点按揉三阴交健脾，晚上 5 ～ 7 点按揉三阴交补肾，晚上 9 ～ 11 点按揉三阴交畅三焦。

药理：三条阴经指的是足太阴脾经、足少阴肾经、足厥阴肝经。脾统血液，肝藏血行气，肾藏精，三阴交最终归属于脾经，但是因为和另外两条经脉的特殊关系，所以经常按揉三阴交这个穴位可健脾益血，调肝补肾，另外，还可达到安神、促进睡眠的效果。

在人的身体上，有一个很特殊的穴位——三阴交(在小腿内侧，脚踝骨的最高点往上三寸处)。为什么取这个名字呢？人体足部有三条阳经和三条阴经，原本这些经脉是平行的，各自巡行一部分区域，而三条阴经在脚踝处偏偏有了

一个交叉点，就形成了三阴交。

三条阴经指的是足太阴脾经、足少阴肾经、足厥阴肝经。脾统血液，肝藏血行气，肾藏精，三阴交最终归属于脾经，但是因为和另外两条经脉的特殊关系，所以经常按揉三阴交这个穴位，可健脾益血，调肝补肾，另外，还可达到安神、促进睡眠的效果。

上午 11 点按揉三阴交健脾。

三阴交是脾经的经穴。脾最大的功能之一是能够把人体的水湿浊毒运化出去。每天上午 11 点，脾经当令之时，按揉左右腿的三阴交各 20 分钟，能把身体里面的湿气、浊气等排出去。皮肤之 所以患湿疹、荨麻疹、过敏等疾病，很多时候都是体内的湿气、浊气在捣乱。只要按揉三阴交，把这些讨厌的“调皮鬼”赶出去，皮肤就能恢复光洁细腻了。另外，三阴交还能调治脾胃虚弱、消化不良、腹胀腹泻等症，对中年女性白带过多、子宫下垂等病情的恢复也有不错的效果。

晚上 5 ~ 7 点按揉三阴交补肾。

人体的任脉、督脉、冲脉这三条经脉的经气都同起于胞宫 (子宫)。每天晚上 5 ~ 7 点，肾经当令之时，用力按揉每条腿的三阴交穴各 15 分钟左右，能保养子宫和卵巢，促进任脉、督脉、冲脉的畅通。而且通过补肾，对中年女性提升性欲有很好的疗效。

晚上 9 ~ 11 点按揉三阴交畅三焦。

如果想在 40 岁之后还能保持脸部光洁、胸部不下垂，除了饮食规律外，还要经常在晚上 9 ~ 11 点左右，三焦经当令之时，按揉两条腿的三阴交各 15 分钟，能帮助调理月经，祛斑、祛痘等。因为三焦是人体气血运行的大通道，要想各个器官得到气血滋润，三焦通畅很重要。不过，要坚持每天按揉，1 个月后才能看到效果。

按摩手法：按摩时一只手的四根手指握住足外踝，大拇指屈曲垂直按在三阴交穴上，以拇指端有节奏地一紧一松用力按压，适当配合按揉动作，使之有阵阵酸胀麻感。做完左侧三阴交按摩，接着再换右侧。如果想更简单些，那么也可以不讲究手法，只是平时坚持按一按，揉一揉，有条件的拿艾条灸一下，或者用经络锤敲打，甚至用筷子头按揉，虽然需要的时间相对长一些，但只要坚持，就会感觉到按揉三阴交带来的独特效果。

蒲公英巧治缺铁性贫血

症状： 缺铁性贫血

妙方： 蒲公英 30 克泡水饮用，每日 3 次。

药理： 现代临床研究发现，引起缺铁性贫血的主要原因是胃病，胃病可导致铁元素吸收不足，而胃病主要与幽门螺杆菌感染有关。实践证明，蒲公英既能杀灭幽门螺杆菌，又能修补胃黏膜的损伤，对慢性胃炎、胃及十二指肠溃疡有很好的治疗效果。

缺铁性贫血是指由于体内贮存铁消耗殆尽、不能满足正常红细胞生成的需要而发生的贫血。在红细胞的产生受到限制之前，体内的铁贮存已耗尽，此时称为缺铁。缺铁性贫血的特点是骨髓及其他组织中缺乏可染铁，血清铁蛋白及转铁蛋白饱和度均降低，呈现小细胞低色素性贫血。

缺铁性贫血可发生于以下几种情况，如铁的需要量增加而摄入不足：生长快速的婴幼儿、儿童和月经过多以及妊娠期或哺乳期的妇女，铁的需要量增多，如果饮食中缺少则易致缺铁性贫血。再如铁的吸收不良：因铁的吸收障碍而发生缺铁性贫血者比较少见。还有失血，尤其是慢性失血，是缺铁性贫血最多见、最重要的原因。消化道出血如溃疡病、癌、钩虫病、食道静脉曲张出血、痔出血、服用水杨酸盐后发生胃窦炎以及其他可引起慢性出血的疾病，妇女月经过多和溶血性贫血伴含铁血黄素尿或血红蛋白尿等均可引起缺铁性贫血。另外，经常喝茶也可能引起缺铁性贫血。茶叶含有鞣酸，会与肠胃道里的铁元素结合，可能会导致体内的铁不足，引起缺铁性贫血。

缺铁性贫血的发生是在一个较长时间内逐渐形成的。铁耗竭期，贮存铁耗尽，血清铁蛋白降低，此时并无贫血，若缺铁进一步加重。贮存铁耗尽，血清铁蛋白和血清铁下降，总铁结合力增高，出现缺铁性贫血。

现代临床研究发现，引起缺铁性贫血的主要原因是胃病，胃病可导致铁元素吸收不足，而胃病主要与幽门螺杆菌感染有关。幽门螺杆菌进入胃后，借助菌体一侧的鞭毛提供动力穿过黏液层。研究表明，幽门螺杆菌在黏稠的环境下具有极强的运动能力，强动力性是幽门螺杆菌致病的重要因素。幽门螺杆菌到达上皮表面后，通过黏附素，牢牢地与上皮细胞连接在一起，避免随食物一起被胃排空，并分泌过氧化物歧化酶和过氧化氢酶，以保护其不受中性粒细胞的杀伤作用。幽门螺杆菌富含尿素酶，通过尿素酶水解尿素产生氨，在菌体周围形成“氨云”保护层，以抵抗胃酸的杀灭作用。

蒲公英是一味传统的清热解毒药，自古以来并没有蒲公英能补血的说法，但据古医书记载，蒲公英对治疗胃病有效，单用本品治胃溃疡及胃炎，有止血、止痛、止呕、消除胀气及增进食欲的作用。实践证明，蒲公英既能杀灭幽门螺杆菌，又能修补胃黏膜的损伤，对慢性胃炎、胃及十二指肠溃疡有很好的治疗效果。

胃好了，铁吸收能力强了，吃进去的其他补铁药才能发挥作用。

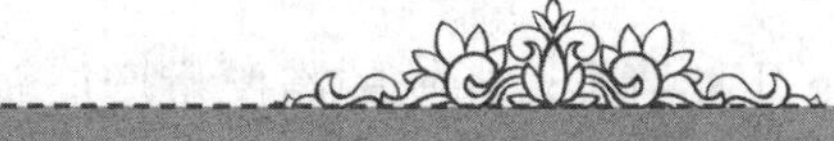

中草药，让你的私处更清爽

症状：细菌、真菌、滴虫、病毒感染引起的外阴瘙痒、白带异常

妙方：苦参、大黄、蛇床子、地肤子各30克，薄荷10克，先用冷水泡半小时，然后文火煎汤至剩余汤液约500毫升；冲洗下阴处、阴道处，尤其阴道深处应注意冲洗，坚持使用1周。

药理：偏方中的几种药材可同时杀死各种类型的病原体。比如要杀滴虫的话，就用蛇床子，因为它是滴虫的克星，而且在短时间内就会将所有滴虫彻底杀死；要杀真菌的话，苦参是最佳选择，包括白色念珠菌在内的各种真菌，没有一个是它的对手。再看大黄，它负责杀死病毒，是治疗病毒疾病的“上品”，不但如此，它还能帮助杀死真菌与滴虫。还有薄荷，也是杀死病毒与真菌的好手。

很多女人都经历过突如其来的外阴瘙痒、白带异常增多，甚至伴有外阴疼痛、灼烧感以及小便和性交痛等情况。不要担心，它这是阴道深处的念珠菌在作怪，它引发了外阴阴道念珠菌病！

实际上，几乎每个人体内都有念珠菌，一般情况下，不会对身体造成危害。但当阴道内自然环境受到外界不同情况的各种压力而发生变化时，念珠菌就会异常增多而引起阴道炎。其实外阴阴道念珠菌病是一种很常见的妇科疾病，75% 的妇女一生中至少患一次此病，只要正确诊断，及时治疗，就可以早日康复。

有些女性为了快速缓解外阴不适而使用洗剂，但发现洗过之后症状并未得到缓解；还有的女性认为这是妇科炎症，所以选择口服消炎药，但口服药通过血液吸收作用到阴道局部的过程长，所以症状不会很快得到缓解，而且伤胃。其实，通过阴道内局部给药，直接作用于阴道深处，针对病灶充分杀菌，才能快速有效治疗阴道炎。

凡是看妇科病出名的老中医，想必都知道一个偏方，那就是治疗女性外阴瘙痒和白带异常的偏方。很多朋友用了西药后会产生副作用，不妨试试这个方子。

一般情况下，妇女患阴道炎不是真菌感染就是滴虫感染，还有细菌与病毒这两种感染，而中医里的这个偏方正是我们所谓的“万能方”，可同时杀死各种类型的病原体。比如要杀滴虫的话，就用蛇床子，因为它是滴虫的克星，而且在短时间内就会将所有滴虫彻底杀死；要杀真菌的话，苦参是最佳选择，包括白色念珠菌在内的各种真菌，没有一个是它的对手。

再看大黄，它负责杀死病毒，是治疗病毒疾病的“上品”，不但如此，它还能帮助杀死真菌与滴虫。还有薄荷，也是杀死病毒与真菌的好手。为什么许多脚气患者在洗完脚后会将牙膏敷在脚趾间，原因就是脚气由真菌感染而成，牙膏中的薄荷正好能抑制真菌再生。

总之，有了这几味药，不管你患的是何种外阴瘙痒和白带异常，都会得到彻底治愈，可以还你一个清新健康的私处。

有了它，痛经不痛

症状：痛经

妙方：苹果（400克）去皮，用刀切成月牙状。把苹果放入奶锅里，倒入红酒没过苹果，用中火炖煮15分钟，关火，苹果在红酒中浸泡2个小时后，即可食用。如果喜欢可以加糖和蜂蜜，可以当做甜点来吃。

药理：医学研究表明，红酒能通经活络，扩张血管，使平滑肌松弛，缓解痛经。苹果含有多种维生素和酸类物质。1个苹果中含有类黄酮约30毫克以上，含有15%的碳水化合物及果胶，维生素A、维生素C、维生素E及钾和抗氧化剂等含量也很丰富。研究表明，生物类黄酮，可调节血脂，降低血液黏稠度，改善血清脂质；扩张血管，解除痉挛；苹果含有的糖和锂、溴锌、镁等元素，是有效镇静的安眠药。

痛经不是每个女人都会经历的，而且痛经的程度也不尽相同。痛经分为原发痛经与继发痛经。

原发痛经就是指那些“没有来由”的痛经。身体检查很正常，就是来月经时会痛，这种痛多数是由前列腺素引起的。

女人来月经时，在雌激素的作用下子宫内膜会增厚，在这个增厚的过程中会产生前列腺素。其实，前列腺素并不是前列腺分泌的，也不是一种激素，它是由包括子宫在内的多个器官共同分泌的分子化合物，有平滑肌收缩的功能。当前列腺素被脱落的子宫内膜细胞释放出来时，就会引起子宫的收缩，从而导致痛经。前列腺素不仅对子宫有影响，还能作用于肠道，导致腹泻，所以有些人在来月经时总会拉肚子，就是这个原因。

还有些人在经期容易头痛、胃胀、腹胀、乳房胀痛等，一方面是月经期间整个盆腔充血，可以导致腹胀，另一方面跟经期水肿也有很大关系。经期出现的“水钠潴留”现象会导致体液增多，从而引起全身症状。另外，还有的人是因为对激素不耐受，也会引起全身不适。

那么，如何彻底摆脱这些烦恼呢？医学研究表明，红酒能通经活络。如气滞血瘀型痛经病人适量饮点红酒能疏通经络，扩张血管，使平滑肌松弛，缓解痛经；气血亏虚型，中医认为甘温能补能缓，因红酒辛甘性温，有温阳补血，缓急止痛的功效；对寒湿凝滞的痛经症，可以起到散寒祛湿、活血通经的作用。

苹果含有多种维生素和酸类物质。1 个苹果中含有类黄酮约 30 毫克以上，含有 15%的碳水化合物及果胶，维生素 A、维生素 C、维生素 E 及钾和抗氧化剂等含量也很丰富。研究表明，生物类黄酮，可调节血脂，降低血液黏稠度，改善血清脂质；扩张血管，解除痉挛；苹果含有的糖和锂、溴锌、镁等元素，是有效镇静的安眠药。

红酒炖苹果的做法：苹果（400 克）去皮，用刀切成月牙状。把苹果放入奶锅里，倒入红酒没过苹果，用中火炖煮 15 分钟，关火，苹果在红酒中浸泡 2 个小时后，即可食用。

对于那些不想喝酒的女性，可以选择在小腹上拔罐，也会起到活血化瘀的作用。但效果不如喝红酒，有心的朋友可以两种方法相结合，效果会更好。红酒不仅可以舒筋活络，还能美颜，让所有爱美女子青春永驻。

还有就是用电吹风治痛经。其原理源于中医学的艾灸条熏烤法。中医认为，原发性痛经主要是寒湿凝滞、气滞血瘀、经行不畅导致的。痛经发作时，会出现小腹冷痛，严重者甚至会四肢发冷、面色苍白等。这些都是明显的“寒”性症状。而中医的治疗原则是“寒者温之”，所以用温热的艾灸条熏烤腹部，能对痛经起到很好的疗效。如果单纯用电吹风暖腹效果不够好的话，还可以服用维生素 E。近年来的许多研究表明，子宫内膜和血中前列腺素含量增高是造成痛经的决定因素。月经血具有刺激平滑肌作用且从经血中找到有活性的脂类物质，即前列腺素，并测知子宫内膜中前列腺素含量最高，它作用于子宫肌层，使肌纤维收缩。正常妇女子宫内膜中前列腺素含量约为 395 ~ 435 纳克 / 升，严重痛经患者可上升到 7000 纳克 / 升。在月经周期中无论是增生期还是分泌期，都可以从子宫内膜中找到前列腺素 E_2 和 F_{2a}，分泌期含量更多。原发性痛经妇女的经血中前列腺素 F_{2a} 比正常人高。其代谢产物也比正常人多。两种前列腺素对子宫的作用不同，前列腺素 F_{2a} 能刺激经前子宫肌层，使其收缩，以致子宫张力升高；前列腺素 E_2 能抑制子宫收缩，而使子宫颈松弛。当前列腺素 F_{2a} 增加，前列腺素 E_2 下降时，疼痛加剧。正常妇女月经第一天时前列腺素 F_{2a} 平均为 1.22 微微摩尔 / 升，痛经患者前列腺素 F_{2a} 平均高达 4.60 微微摩尔 / 升，但同一妇女在不同月的月经周期中前列腺素含量可以不一致，其含量的高低与痛经的强度有一定关系。月经来潮前，子宫内膜中前列腺素经过子宫肌肉与阴道壁的血管、淋巴被吸进血液循环后，还可引起胃肠道平滑肌收缩，产生恶心、呕吐、腹泻等症状。随着子宫内膜脱落，部分前列腺素 F_{2a} 被排出体外，部分进入血液循环的前列腺素 F_{2a} 也被靶器官吸收和破坏，因此痛经经常在维持数小时后，逐渐减轻至消失。不良前列腺素在体内合成、产生，需要磷脂酶 A_2 和环氧化酶进行加工；维生素 E 恰恰能够抑制这两种酶的活性，减少不良前列腺素的产生，降低其含量，从而防止痛经的发生。

阴道里放冰片，告别炎症

症状：阴道炎

妙方：取冰片 5 分，香油 1 钱，混匀调成糊状，先用一棉球蘸药糊塞入阴道内涂抹，再用另一棉球蘸药在阴道口涂抹。每晚10时后涂抹1次，连续15天。

药理：阴道的弱酸性环境能保持阴道的自洁功能，正常人PH为3.7～4.5，引起炎症的念珠菌等真菌生长最适宜的pH为5.5，而冰片含右旋龙脑、葎草烯、β－榄香烯、石竹烯等倍丰萜，以及齐墩果酸、麦珠子酸、积雪草酸、龙脑香醇、古柯二醇等三萜化合物，正好可以帮助阴道形成弱酸性环境，进而杀死真菌。况且，冰片有个特性，它的各种化学成分通过黏膜吸收得最快，当置于阴道黏膜时，5分钟便可被吸收。所以，此方的最大特点就是见效快。

阴道炎是一种高发妇科疾病，尤其在白领人群中最为明显。习惯久坐阴部透气不良，血液循环受阻，因而比较容易发生感染；有些女性习惯长期使用护垫，这样同样容易使会阴部透气不良而致感染。

健康阴道对病原体的侵入有自然防御功能，当阴道的自然防御功能遭到破坏，则病原体易于侵入，导致阴道炎症，幼女及绝经后妇女由于雌激素缺乏，阴道上皮变薄，细胞内糖原含量减少，阴道pH高达7左右，故阴道抵抗力低下，比青春期及育龄妇女易受感染。阴道炎临床上以白带的性状发生改变以及外阴瘙痒灼痛为主要特点，性交痛也常见，感染累及尿道时，可有尿痛、尿急等症状。常见的阴道炎有细菌性阴道病、滴虫性阴道炎、霉菌性阴道炎、老年性阴道炎。

引起女性生殖道炎症的病原体不外乎两大来源，即来自原本寄生于阴道内的菌群或来自外界入侵的病原体。正常情况下，阴道内以阴道杆菌占优势，还有少量厌氧菌、支原体及念珠菌。这些菌群形成一种正常的生态平衡。但是，当人体免疫力低下、内分泌激素发生变化，或外来因素如组织损伤、性交，破坏了阴道的生态平衡时，这些常住的菌群会变成致病菌，冲破阴道屏障而引起感染。来自外界的感染主要是接触被感染的公共场所的坐便器、浴盆、浴池座椅、毛巾，以及使用不洁卫生纸，都可以造成感染。

有些女性长期使用各种洗液清洗下身，还有些女性甚至在沐浴时用自来水冲洗阴道，这些都是不可取的。女性阴道为酸性环境，有自洁作用。长期使用各种洗液冲洗阴道，会杀死对身体有益的阴道杆菌，降低局部抵抗力，增加感染机会。日常清洁可使用 pH4 的弱酸性女性护理液。还有的女性一旦听说自己患了阴道炎，马上开始服抗生素。其实，过多服用抗生素的直接后果是使病菌产生耐药性，破坏阴道菌群间的平衡制约关系，导致真菌生长旺盛，治疗周期不断延长，疾病得不到有效治疗。特别是在真菌感染时使用抗生素，更会加重感染症状。

既然阴道炎如此顽固，又让人头疼，我们就要想办法将其彻底治愈。这里有个治疗阴道炎的老偏方。具体做法是：取冰片 5 分，香油 1 钱，混匀调成糊状，先用一棉球蘸药糊塞入阴道内涂抹，再用另一棉球蘸药在阴道口涂抹。每晚 10 时后涂抹 1 次，连续 15 天。

用冰片治疗阴道炎的药理在于，阴道的弱酸性环境能保持阴道的自洁功能，正常人 PH 为 3.7 ~ 4.5，引起炎症的念珠菌等真菌生长最适宜的 pH 为 5.5，而冰片含右旋龙脑、葎草烯、β－榄香烯、石竹烯等倍丰萜，以及齐墩果酸、麦珠子酸、积雪草酸、龙脑香醇、古柯二醇等三萜化合物，正好可以帮助阴道形成弱酸性环境，进而杀死真菌。况且，冰片有个特性，它的各种化学成分通过黏膜吸收得最快，当置于阴道黏膜时，5 分钟便可被吸收。所以，此方的最大特点就是见效快。

此外，滴虫性阴道炎、真菌性阴道炎都可以在夫妻之间相互感染，因此，女方患病后，男方也要及时去医院接受检查和治疗。有的男性虽然未患病，但是健康带菌者也应接受治疗。另外，急性感染期间要禁止性生活，待症状好转后，性生活要戴避孕套，以防交叉感染。

性冷淡就吃肉苁蓉羊肉粥

症状：性冷淡

妙方：嫩肉苁蓉 150 克，山药 50 克，羊肉 100 克。将肉苁蓉去鳞用酒洗净后切片，山药、羊肉亦切为片，放锅中加水煮，再加入适量调料，羹成后食用。

药理：经研究发现，肉苁蓉中含有的洋丁香酚苷、红景天苷等化学成分，能有效促进性中枢神经的功能，增强性激素的分泌和相关递质的释放，从而提高性欲。据报道，澳大利亚医学家杜尔威康曾用肉苁蓉的提取液，对8只小鼠进行对比试验，结果发现，注射了肉苁蓉提取液的4只小鼠，其交配次数和射精率都明显增加，而且其抗寒耐冻时间也延长了2～3倍。未注射提取液的另外4只小鼠的相同功能明显低下。

"性冷淡"又称性欲抑制，是指性幻想和对性活动的欲望持续或反复的不足或完全缺乏。原本正常、适度的性生活是很好的神经松弛剂，然而，过度疲劳和压力会让白领们对性生活"力不从心"，严重时甚至会导致"性冷淡"。年纪轻轻就觉得了无"性趣"，甚至觉得"性福"是一种负担。

现代医学表明，肉苁蓉能从根本上治疗女性的性冷淡，是万千偏方中的首选，而且胜过西药。由于肉苁蓉的补益功效良佳，所以成了古今医家处方中经常"出头露面"的补药之一，对此，许多医典中都有论述。李时珍《本草纲目》中称它："补而不峻，故有苁蓉之号。"《日华子本草》载："治男绝阳不兴，女绝阴不产，润五脏，长肌肉，暖腰膝，男子泄精，尿血，遗沥，带下阴痛。"《神农本草经》载："肉苁蓉，味甘微温，主五劳七伤，补中，除茎中寒热痛，养五脏，强阴，益精气，妇人症瘕，久服轻身。"《中国药典》中记载："肉苁蓉，补肾阳益精血，润肠通便，用于治疗阳痿、不孕、腰膝酸软、筋骨无力、肠燥便秘。"《北方中草药》说："苁蓉，味甘咸，性温，无毒，温阳补肾，男女皆宜"。

经研究发现，肉苁蓉中含有的洋丁香酚苷、红景天苷等化学成分，能有效促进性中枢神经的功能，增强性激素的分泌和相关递质的释放，从而提高性欲。据报道，澳大利亚医学家杜尔威康曾用肉苁蓉的提取液，对8只小鼠进行对比试验，结果发现，注射了肉苁蓉提取液的4只小鼠，其交配次数和射精率都明显增加，而且其抗寒耐冻时间也延长了 2 ～ 3 倍。未注射提取液的另外 4 只小鼠的相同功能明显低下。

从保健的效果看，肉苁蓉还有许多独到之处，它能补肾壮阳，却没有鹿茸、巴戟天、淫羊藿那种火热的“性格”，所以，经常服用不会出现口干舌燥、牙龈肿痛等上火现象。但四季寒热不同，如果夏季服用，可适量配以补阴药，如麦冬、天冬、百合等，以消除因季节影响而对人体产生的不适。

肉苁蓉补肾而不伤阴，润肠通便而不伤身体，它不像大黄、芒硝、番泻叶那样峻下直泻，而是通过增加肠内渗透压，减少水分的吸收，促进肠道蠕动，使大便变软变湿而缓缓排出，故适宜于孕妇、老年体弱者便秘的调治。肉苁蓉的另一个特点就是没有明显的毒副作用，是一种大众化的、安全而有效的中药。

用肉苁蓉治疗性冷淡的具体做法是：嫩肉苁蓉 150 克，山药 50 克，羊肉 100 克。将肉苁蓉去鳞用酒洗净后切片，山药、羊肉亦切为片，放锅中加水煮，再加入适量调料，羹成后食用。其中，羊肉含蛋白质、脂肪、糖类、维生素 B、维生素 B_2、尼龙酸、钙、磷、铁、钠等。李时珍在《本草纲目》中说：“羊肉能暖中补虚，补中益气，开胃健身，益肾气，养胆明目，治虚劳寒冷，五劳七伤。”可见，羊肉加肉苁蓉，是个完美的偏方。

艾灸大脚趾，月经不再多

症状：经水多，经期长

妙方：点燃艾条，对准隐白穴艾灸 20 分钟，每天至少 1 次，7 天为一个疗程。

医理：月经过多、淋漓不尽是由于冲任不固、脏腑功能失调所致，治疗应着重补肝、健脾、益肾，调理冲任。其中健脾最为重要。脾为生化之源，统领诸经之血。如脾虚不能摄血，失其所统血不循经，则错经妄行，就会表现为月经过多、淋漓不尽。隐白属足太阴脾经之井穴，有健脾通血、补中益气之效。

所以针灸隐白在崩漏的治疗上有重要意义。

中医认为，经水多主要是因为气血失调，冲任损伤，不能固摄经血，或因饮食劳倦，或思虑过度，伤及脾胃，导致脾虚气弱、中气虚衰，以致统摄无权、冲任不固所致。脾不统血导致的经水过多，就如同河堤没有夯实，水大量外溢。而隐白穴是脾经的井穴，河堤的堤土不牢固，只要在河堤的附近种上一些草皮或树木，以木克制土，水不流失，病状自然就止住了。脾的功能是统摄血液在经脉中运行、防止血液溢出经脉之外，脾一旦出了问题，失去了统摄的能力，就会出现崩漏、血便、血尿、皮肤发青、十二指肠溃疡等症。

有这样一位40多岁的女性患者。最近一段时间，她每次的月经量都比较多，而且来势也很迅猛。她说，自己月前这种情况已经持续了十多天了，经血的颜色比较淡。去医院检查身体，结果是没有其他病变，只是经水过多，可是她又不想吃药。这种情况，就可以选择艾灸隐白穴。具体做法是：先将准备好的艾条的一头点燃，然后悬于一侧隐白穴上1厘米处，每次熏灸20分钟左右，直至隐白穴周围皮肤转红有热感为止。先灸一侧穴位，然后再灸另一侧穴位，每天灸3～4次，待出血停止后可再继续灸1～2天，使疗效更为巩固。

通过隐白穴治疗月经过多、淋漓不尽有着悠久的历史，如《扁鹊神应针灸玉龙经》中即记载："隐白穴……月经不止，血崩。"《神应经》记载道："月事不止，刺之立愈。"《医学纲目》亦说："妇人下血不止，取隐白五分灸之。"《保命集》中指出："崩漏症宜灸隐白。"从中医医理来说，月经过多、淋漓不尽是由于冲任不固、脏腑功能失调所致，治疗应着重补肝、健脾、益肾，调理冲任。其中健脾最为重要。脾为生化之源，统领诸经之血。如脾虚不能摄血，失其所统血不循经，则错经妄行，就会表现为月经过多、淋漓不尽。隐白属足太阴脾经之井穴，有健脾通血、补中益气之效。所以针灸隐白在崩漏的治疗上有重要意义。

现代的临床实践则发现，艾灸隐白穴对于引起月经过多、淋漓不尽的多种原因如功能性子宫出血、女性生殖器炎症、肿瘤等引起的阴道出血，均有较好的治疗效果。虽然其机制尚不太清楚，但疗效却在临床上得到了反复验证。

乳腺癌早预防

症状： 乳腺疾病

妙方： ① 常食大豆和大白菜。

② 多食亚麻。

③ 多食富含胡萝卜素的食物，必须用油炒食，因为胡萝卜素不溶于水。

药理： ① 大豆含有的植物性雌激素能有效抑制人体内雌激素的产生，而雌激素过高乃是引发乳腺癌的主要原因之一。实验证明，常吃豆粉的一组老鼠患乳腺癌比率较未吃者低70%。此外，大白菜中含一种叫做吲哚-3-甲醇的化合物，能使体内一种重要的酶数量增加，通过帮助分解过多的雌激素而阻止乳癌发生。

② 亚麻包含了植物雌激素，能有效降低体内雌激素的负面影响。

③ 研究表明，类胡萝卜素可以增强细胞间的信息传递，能够借助恢复细胞间的联系而终止癌细胞生长，从而有效地阻止癌症的扩展。

流行病学调查发现，5% ~ 10%的乳腺癌是家族性的。如有一位近亲患乳腺癌，则患病的危险性增加 1.5 ~ 3 倍；如有两位近亲患乳腺癌，则患病率将增加 7 倍。发病的年龄越轻，亲属中患乳腺癌的危险越大。由此可以证明，乳腺癌有明显的家族遗传倾向。

乳腺癌是乳房腺上皮细胞在多种致癌因子作用下，发生了基因突变，致使细胞增生失控。由于癌细胞的生物行为发生了改变，呈现出无序、无限制的恶性增生。它的组织学表现形式是大量的幼稚化的癌细胞无限增殖和无序状地拥挤成团，挤压并侵蚀破坏周围的正常组织，破坏乳房的正常组织结构。

乳腺癌的病因还没有完全明确，但不育、生育次数少、第一胎足月产年龄晚、初潮年龄早、良性乳腺疾病史、乳腺癌家族史、口服避孕药、放射线暴露等因素已经被确认与乳腺癌有关。长期的饮食结构、生活习惯等因素造成体质过度酸化，人体整体的机能下降，引起肾虚，肝肾同源，肾虚肝亦虚，进而引起上焦代谢循环变慢，造成甲状腺疾病和内分泌失调、免疫功能下降，从而发展为乳腺组织异常增生，终致癌变。

乳腺癌发病率虽高，但也是可以预防的，只要积极治疗乳腺增生，注意膳食，就会减少乳腺癌的威胁。所谓提前预防胜于治疗，现在就为女性朋友推荐几种可以降低患乳腺癌的食谱。

经典预防食物（一）：大豆 + 大白菜

大豆含有的植物性雌激素能有效抑制人体内雌激素的产生，而雌激素过高乃是引发乳腺癌的主要原因之一。实验证明，常吃豆粉的一组老鼠患乳腺癌比率较未吃者低 70%。此外，大白菜含一种叫做吲哚 –3– 甲醇的化合物，能使体内一种重要的酶数量增加，帮助分解过多的雌激素而阻止乳癌的发生。

经典预防食物（二）：亚麻

其中包含了植物雌激素，能有效地降低体内雌激素的负面影响。亚麻谷物是种很好的食物，或选择两汤匙的亚麻籽油调匀。

经典预防食物（三）：胡萝卜素

研究表明，类胡萝卜素可以增强细胞间的信息传递，能够借助恢复细胞间的联系而终止癌细胞生长，有效地阻止癌症的扩展。β – 胡萝卜素是人体所必需的维生素 A 的主要来源。在人体中，β – 胡萝卜素转化为维生素 A，以满足人体需要。虽然大剂量维生素 A 的吸收会引起中毒，但是从天然食物中大量吸收 β – 胡萝卜素含量高的食品是安全的，像螺旋藻的 β – 胡萝卜素含量是其他食品（包括胡萝卜）的 10 倍以上。100 多例动物试验证明，维生素 A 和 β – 胡萝卜素可以抑制各种癌症和肿瘤的发展，许多人体流行病学的研究表明，吸收大量维生素 A 可以防治癌症，更深入的研究发现，起作用的是 β – 胡萝卜素而不是动物食品中的维生素A。研究指出，吸烟之所以容易导致肺癌，不仅是因为烟中有致癌物质，而且还由于人们在吸烟时，抑制了β-胡萝卜素的作用。血清中的β-胡萝卜素和维生素A含量越少，肺癌的发病率越高。β-胡萝卜素不仅是维生素A的来源，而且它还有维生素A所没有的一些功能。β-胡萝卜素可降低肺癌发病率，防止动物化学诱导的肿瘤，防止癌症前期的染色体损伤和增强免疫能力。β-胡萝卜素是最有效抑制自由基活性的物质之一，这种自由基损伤细胞从而导致癌症。自由基是失去一个电子的分子集团。过多的自由基是由于环境污染、有毒的化学物质、药品、机械或精神上的打击等引起的。β-胡萝卜素则抑制了自由基在人体内的活性。一般蔬菜里都含β-胡萝卜素，当然，胡萝卜的含量最高，需要注意的是，β-胡萝卜素不溶于水，这就意味着必须用食用油炒食才能被更好地吸收。因此，西方人生吃蔬菜不见得健康。常食含β-胡萝卜素的食物，可以预防各种癌症。

此外，美国华盛顿大学的一项最新研究表明，女孩从发育阶段起多运动，可以有效预防成年后乳腺癌的发生。

研究人员对65000名年龄在24～42岁的护士进行了调查，内容主要为她们12岁以后的运动情况。在长达6年的调查中，有550名女性在更年期前被确诊为乳腺癌。

数据显示，如果女性在青春期及刚成年后多运动，她们在更年期患乳腺癌的概率比那些久坐不爱运动的女性要低23%。其中，患乳腺癌风险最低的女性，平均每周运动时间为3小时15分钟，运动方式以跑步为主。

曾有研究指出，中年女性在更年期过后多运动，可以减少乳腺癌的发病概率。另外，12～22岁是女性运动效果最佳时间段，建议女性锻炼时采取跑步、走路等多种方式。

研究还发现，每天戴胸罩12小时以上的妇女比短时间或者根本不戴胸罩的妇女患乳腺癌的可能性高出21倍。那些晚上也戴胸罩入睡的妇女，患乳腺癌可能性则要高出100多倍。因为胸罩卡紧胸部会影响乳房部分淋巴液的正常流通，会使乳腺的正常细胞发生癌变。

用热毛巾敷乳，经期不再胀痛

症状：经期乳房胀痛

妙方：用毛巾汲热水敷乳房，同时，补充维生素 B_6。

药理：通过局部热疗，收到加速循环、减轻水肿的效果。同时 B_6 具有缓减疼痛的效果。

经期乳房胀痛是指每值经前或经期乳房肿胀，甚则胀满疼痛，或伴有乳头痒痛者。月经过后胀痛大多消失，至下次月经前或月经期又重新发作。本病多见于青壮年妇女，为妇科常见病。严重者还可以引起月经失调或婚后迟迟不孕，严重影响青年妇女的身心健康。因此，重视经期乳房胀痛的治疗十分必要。现将中医对经期乳房胀痛的认识过程进行总结归纳，便于深刻地了解该病，以提高中医的临床疗效。

在整个月经周期中，女性体内的性激素发生着周期性的变化。在月经的前半周期，受尿促卵泡素的影响，卵泡逐渐趋于成熟，雌激素水平随之升高，乳腺出现增殖样的变化。这时，便表现为乳腺导管伸展、上皮增生、腺泡变大、腺管管腔扩张，导致管周组织水肿，局部组织充血，因而在这个时期乳房会明显发胀甚至疼痛。特别是月经来潮前 3 ~ 4 天，小叶内导管上皮细胞肥大，叶间和末梢导管内分泌物明显增多，因此许多女性在月经前会感到乳房发胀、变大、紧张而坚实，甚至有不同程度的疼痛和触痛，有时还可触及肿块。

月经来潮之后，体内的雌激素和孕激素水平迅速降低，雌激素对乳腺的刺激减弱，乳腺导管上皮细胞分泌明显减少，细胞开始萎缩、脱落，水肿自然消退，乳腺小叶及腺泡的体积缩小，乳房由此变小变软，疼痛和触痛逐步消失。

为了缓减经期胀痛，这里推荐热敷法，就是用毛巾汲热水敷乳房，同时，补充维生素 B_6。药理在于通过局部热疗，起到加速循环、减轻水肿的效果。同时维生素 B_6 具有缓减疼痛的效果。

当然，预防胜于治疗，不仅要从调神上避免肝郁气滞，而且饮食、起居等方面也要格外注意。饮食宜清淡，起居宜有常，避免养成熬夜等不良生活习惯。只要从多方面着手掐断肝郁气滞的源头，女性朋友们就可以安享美好时光了。

甜美穴帮你轻松去烟瘾

症状：戒不掉烟

妙方：用拇指或食指的指端放于甜美穴穴位处点按。

医理：针炙或指掐甜美穴，戒烟者会出现口渴、口苦、头晕等症状，吸烟时更甚，重复多次形成“烟—异味—讨厌或害怕”的条件反射，因为产生不愉快的心理体验而使之拒吸，从而达到戒烟的目的。

吸烟带来的危害不需要说，早已人皆尽知。吸烟会导致心脏病、高血压、皮肤病、胃溃疡、阳痿、癌症等一系列的疾病。现今社会发展迅猛，人们的生活水平也不断提高，正当可以更好地享受生活的乐趣时，吸烟却给人类的健康带来了巨大威胁。而现在，职场、生活压力与时尚潮流所导致白领一族的吸烟率一路上升。

28 岁的张莉是一名白领，刚参加工作时工作压力大，精神高度紧张，心情抑郁的她吸了人生中的第一支烟，没想到这一吸就是十年。为了不让家人和同事知道，她每次都偷偷地吸，随着烟量逐渐增加，她的心理压力也越来越大，也越是担心自己身上的烟味、嘴里的口气被人闻到。因为难戒烟瘾，每次抽完烟她都特别懊悔，有时候还会用烟头“惩罚”自己。

长期吸烟会使人产生生理和心理的双重依赖。一旦停止吸烟，可能会出现焦虑、心慌、躁动、易怒、头晕、恶心等症状。很多烟民都想寻求一种“灵丹妙药”，吃上就可以戒烟，这其实是一种误解。戒烟是一个长期的过程，前三个月最为关键，因为这个时候人对尼古丁的依赖程度最重，很多人都因熬不过这三个月，结果半途而废。那么，不如尝试一个老偏方——按摩甜美穴。

20 世纪 80 年代，美国俄亥俄州针灸医师欧尔姆，成功发现了戒烟穴，并将此次发现成功应用在戒烟者身上。戒烟穴又称甜美穴，意为戒烟才能真正尝到甜美的滋味。甜美穴能调解肺部的功能。针灸或指掐甜美穴，戒烟者会产生口渴、口苦、头晕等症状，吸烟时更甚，重复多次形成“烟—异味—讨厌或害怕”的条件反射，因为产生不愉快的心理体验而使之拒吸，从而达到戒烟的目的。

甜美在列缺和阳溪连线的中点处，可用拇指或者食指的指端放于穴位处点按。

戒烟是个持续而辛苦的过程，通过按摩甜美穴戒烟亦不例外。烟草中的尼古丁是一种神经毒素，主要侵害人的神经系统。一些吸烟者在主观上感觉吸烟可以解除疲劳、振作精神等，这是神经系统的一时兴奋，实际上是尼古丁引起的快感。兴奋后的神经系统随即被抑制。所以，吸烟后神经肌肉反应的灵敏度和精确度均下降。国外一心理研究机构的一项研究结果表明，吸烟者的智力效能比不吸烟者会降低 10.6%，因此，为了你的智力，努力戒烟吧！

第六章

职场男性易患疾病妙方

豆制品巧治啤酒肚

症状：啤酒肚

妙方：多饮食豆制品。

药理：据研究显示，豆浆中富含的大豆蛋白质，不仅能供给人体充分的营养，还能促进过量胆固醇的排泄，使血液中的胆固醇下降，并促进脂肪燃烧；大豆皂素可抗氧化和预防动脉硬化；大豆卵磷脂则能抑制脂肪的囤积，还可改善失眠。

啤酒肚，又叫“罗汉肚”。随着年龄的增长，男性深睡眠阶段减少，由于睡眠质量差，荷尔蒙的分泌会随之减少，荷尔蒙的缺乏使体内脂肪增加并聚集于腹部，而且年纪越大影响越明显。此外，很多中年人长时间坐着办公，缺乏运动，容易造成腹部脂肪囤积。在工作压力较大时，不少人会饮食过量，导致消化不良，这也易造成体重超标。

腹部肥胖是加速衰老的主要因素之一，目前已证明有15种以上导致死亡的疾病与腹部肥胖有直接关系，其中包括冠心病、心肌梗死、脑栓死、乳腺癌、肝肾衰竭等。此前，有研究表明，挺着“啤酒肚”的男性得高血压的概率是正常男性的8倍，得冠心病的概率是常人的5倍，得糖尿病的概率是常人的7倍，脑出血和脑梗死等疾病在“啤酒肚”男性中也很常见。

想要消除啤酒肚除了控制饮食并多做运动外，还有个诀窍就是饮食豆制品。

据研究显示，豆浆中富含的大豆蛋白质，不仅能供给人体充分的营养，还能促进过量胆固醇的排泄，使血液中的胆固醇下降，并促进脂肪燃烧；大豆皂素可抗氧化和预防动脉硬化；大豆卵磷脂则能抑制脂肪的囤积，还可改善失眠。

因此，经常摄取高脂肪、高卡路里、高蛋白者，无论想不想减肥，为了健康，都可借由饮用豆浆，帮助调整内分泌与脂肪代谢，进而分解多余脂肪、清洁体内垃圾、降低血液中的胆固醇。

另外，大豆中所含的蛋白质一般为 30%~50%，其中黑大豆达 50% 以上。豆类是最好的植物性优质蛋白，8 种必需氨基酸的组成与比例也符合人体的需要，类似动物蛋白质，并含有丰富的赖氨酸，是粮谷类蛋白质互补的理想食物来源。有人计算，一斤黄豆的蛋白质含量相当于 2 斤多瘦猪肉或 3 斤鸡蛋或 12 斤牛奶。所以黄豆被人们称为“植物肉”“绿色的乳牛”等。新鲜的豆腐经过冷冻之后，会产生一种酸性物质，这种酸性物质能够破坏人体内积存的脂肪，起到减肥的作用。冻豆腐虽然经过冷冻，但是营养成分不会受到破坏，不会造成明显的饥饿感。所以多吃豆腐，尤其是冻豆腐，对于许多急于减肥的朋友是很有益处的。

明矾泡脚，汗脚烦恼摆脱了

症状：汗脚

妙方：每日临睡前在泡脚水中加进明矾 3 ~ 6 克，待明矾溶化后泡脚 10 ~ 15 分钟，每晚 1 次，继续泡脚 5 ~ 6 天可缓解汗脚症状。

药理：明矾具有收敛作用，可减少汗液的分泌。

汗脚与脚气不同，汗脚不是病，仅仅是脚很容易出汗，汗液中的有机质分解并产生一种难闻的刺激性气味。为给双脚止汗，有人试过用白酒搓脚、盐水泡脚等各种办法，但效果并不明显。根本原因还在于，汗脚与汗腺功效旺盛有关，这是由个人体质决定的，而激烈活动、情绪激动也会刺激汗腺分泌而出大量的汗。

对付汗脚的有效办法是用明矾水泡脚，因为明矾具有收敛作用，可减少汗液的分泌。具体办法是：每日临睡前在泡脚水中加进明矾 3 ～ 6 克，待明矾溶化后泡脚 10～ 15 分钟，每晚 1 次，连续泡脚 5～6 天可缓解汗脚症状。同时，明矾还能杀死多种真菌，对治疗脚气亦有好处。

此外，汗脚患者应选择吸汗性能良好的纯棉袜，而且最好穿五趾袜，这样能吸收掉趾缝间的汗水，可更好地保持足部通气、干爽，不要穿不吸汗的尼龙袜子。袜子洗干净后一定要放在太阳下晒晒，一方面是为干得更透，另一方面有杀菌作用。有垫鞋垫习惯的患者，最好选纯棉的鞋垫。同时，与袜子密切相关的鞋也要保持干爽。如用茶叶包成小袋放进鞋里或是放点竹炭，既能除潮又能祛除异味。男性切忌总穿一双鞋，最好两双皮鞋换着穿，夏天尽量多穿透气性好的凉鞋。如果有条件，还可以在足部抹上一些防汗油。

需要注意的是，如果正值青春发育期，汗腺分泌旺盛很正常，不宜长期、多次使用白矾。可以改用枯矾（白矾火煅后失去结晶水的产物，药店里可以买到）研成细粉，清洁后取少许撒在脚趾部，即可起到立竿见影的疗效，通常作用可以保持 8 ～ 12 小时，且停药后对机体不会产生任何影响。此法也可用于缓解发育期的腋臭、体臭等症。

治疗脂肪肝，常食大蒜和山楂

症状：脂肪肝

妙方：常食山楂和大蒜。

药理：山楂入胃后，能增强酶的作用，促进肉食消化，有助于胆固醇的转化，同时，它含有熊果酸，能降低动物脂肪在血管壁的沉积，所以，对于“脂肪肝”或是肥胖者来说吃些山楂、山楂片、山楂丸或用山楂泡水喝等，均可消食去脂，是很好的保肝食品，也是防治心血管病的理想保健食品。另外，大蒜精油中的甲基烯丙基三硫和二烯丙基二硫有很强的抑制血小板聚集的作用，可以很好地防治冠心病。

正常肝脏的脂肪含量很低，因为肝脏能将脂肪与磷酸及胆碱结合，转变成磷脂，转运到体内其他部位。肝功能减弱时，肝脏转脂肪为磷脂的能力也随之减弱，脂肪不能转移，便在肝脏内积聚，成为脂肪肝。脂肪积聚过多时，很可能发展为肝硬化，产生一系列症状。

随着人们生活水平的不断提高，社交应酬活动的增多和缺乏运动，脂肪肝的发病率正处于上升阶段。种种不健康的生活方式让适龄人群中约 10% 的人都患有不同程度的脂肪肝。不只是中老年人，近几年，白领人士患有脂肪肝的病例也在逐步上升。

也许有人会想，脂肪肝与脂肪有关，那肯定是胖人的事，与瘦人无关。如果你这么想，就大错特错了。据了解，肥胖人群绝对是患病高危人群，但这只是相对瘦人而言，过瘦也容易患上脂肪肝。

据调查显示，80% 的脂肪肝患者与过量饮酒、营养过剩、运动量少、生活无规律有关。其中以嗜酒和营养过剩型脂肪肝的发病人群最多。瘦人患病主要是由于营养不良，蛋白质缺乏，从而导致极低密度脂蛋白合成减少，造成肝转运三酰甘油发生障碍，脂肪在肝内堆积，从而形成脂肪肝。因此千万不能小视它，这个潜藏在我们体内的“杀手”会时刻危害到我们的身体健康与生命安全。

脂肪肝、酒精肝对人体的损害是一个渐进过程，它能使脂类的代谢、运转和能量转化发生障碍，能量代谢紊乱，从而导致机体免疫功能大大下降。据一项不完全统计显示，60% 的嗜酒者患有脂肪肝，而 30% 的酒精性脂肪肝可演变为肝纤维化，10% 以上则转化成肝硬化。

具有养肝去脂功效的有益食品首推山楂。一说到山楂，人们首先想到它能助消化。其实，山楂除了消食，还有很多功效。山楂有很高的药用价值，它的果、叶、核、根、茎均可入药。我国 1/3 的中成药里均含有山楂。

山楂入胃后，能增强酶的作用，促进肉食消化，有助于胆固醇的转化，同时，它含有熊果酸，能降低动物脂肪在血管壁的沉积，所以，对于“脂肪肝”或是肥胖者来说吃些山楂、山楂片、山楂丸或用山楂泡水喝等，均可消食去脂，是很好的保肝食品，也是防治心血管病的理想保健食品。长期食用山楂，具有降低血压、血脂的作用，可防治高血压、冠心病、动脉硬化等疾病。

说到大蒜，人们也不陌生，可女性朋友们很不喜欢吃，但是大蒜可以帮助治疗脂肪肝，一定不要不吃。日本学者曾对大蒜精油（从大蒜中提取）中的有效成分作过系统研究，证明大蒜精油中的甲基烯丙基三硫和二烯丙基二硫有很强的抑制血小板聚集的作用，可以很好地防治冠心病。

血压高了就找它

症状：高血压

妙方：① 10 克杜仲泡水服用，早、晚各 1 次。

② 300 克枸杞配上 1000 克白酒，浸泡 2 周左右即饮。

③ 取 30 克葛根与 1 ~ 2 两粳米，加水煮粥服用，每日 1 次。

药理：

① 杜仲含有一种叫松脂醇二葡萄糖苷的成分，它能抑制血管壁平滑肌的钙离子内流，使血管扩张，从而达到降压的目的。

② 常喝枸杞酒有两个好处：一是枸杞子里的枸杞多糖对于收缩压、舒张压都有降低作用；另一个是枸杞酒里含有的少量酒精成分能起到活血通窍作用，还能降低日后心脑发病概率。

③ 葛根里含有的葛根素能降低高血压患者血浆内皮素的水平，从而达到降压效果。另外，葛根对高血压常引起的心脏肥大症也有疗效，有保护心脏和逆转肥大的作用。

每年的5月12日是世界高血压日，30年前高血压患者中，老年患者是中青年的2倍；30年后，中青年患者是老年患者的2倍。高血压患者年轻化已是不争的事实。严格防治高血压病及其并发的心脑血管病如心绞痛、心肌梗死和中风等，对高血压病人的健康长寿格外重要。首先需要记住“三个三”。就是“三个半分钟”“三个半小时”和“三杯水”。

“三个半分钟”是：夜间起床时，醒来睁开眼睛后，继续平卧半分钟；再在床上坐半分钟，然后双腿下垂床沿半分钟，最后才下地活动。临床上发现，脑血栓、脑出血、心脏猝死等常发生在夜间。24小时动态心电图监测显示，许多病人的心脏跳动一天都很平稳，唯独夜里有几次大的波动，且大多数在病人夜间起床上厕所时，由于体位的突然变化，造成心脑血管供血不足，特别是老年人的神经调节慢，更容易发生危险，即使是普通人，也应该避免因体位突然变化造成昏厥。“三个半分钟”简单易学，一看就会。不花一分钱，只要把它付诸实践，至少可以使50%的心脑血管患者免于猝死。

“三个半小时”是：早上走半小时；中午睡半小时；晚上散步半小时。生命在于运动！许多人没有把运动摆在与膳食、睡眠同等重要的位置上。世界卫生组织也曾在国际睡眠会议上强调了午睡的好处，但午睡时间不能超过半小时。

“三杯水”就是晚上睡前饮一杯温开水，半夜醒来饮一杯温开水，早晨起床饮一杯温开水。因为夜间血流缓慢，容易形成血栓，睡前饮一杯水可稀释血液。半夜醒来，尤其是夏季睡觉出汗多，半夜起床也要饮一杯水。当然，不必刻意半夜饮水而影响休息。早晨起床饮一杯水，因为早晨8～10点是血压高峰期，心脑血栓极易形成，饮一杯水可以稀释血液，防止血栓形成，另外，还可起到通便的作用。

高血压病人的“三个三”，简单易行，行之有效，养成习惯，对健康长寿将大有裨益。

除了在生活习惯上做到“三个三”，在饮食上还必须秉持“五味不过”原则：

一、食物不过咸：限盐。健康成年人每天盐的摄入量不宜超过6克，其中包括通过酱油、咸菜、味精等调味品摄入盐的量。

二、食物不过甜：限糖。含糖高的食品主要是米、面、糕点等。建议主食要粗细搭配，如玉米、小米、豆类、荞麦、薯类等。最好不吃或少吃油饼、油条、炸糕、奶油蛋糕、巧克力、奶类雪糕等。

三、食物不过腻：限制脂肪过高的食品。生活中要限制家畜肉类（尤其是肥肉）、动物油脂（如猪油）、奶油糕点、棕榈油等高脂肪和蛋类制品、蛋黄、动物内脏、鱼子及鸡皮、鸭皮等高胆固醇食物的摄入。每天不超过250克新鲜牛奶或酸奶。每天肉类控制在75克以内，主要是瘦肉，如猪、牛、羊、鸡、鸭等禽类肉食。

四、食物不过辛：限制饮酒。酒也属于“辛”类食物，对于嗜酒如命的人，专家建议男性每天饮酒精不超过30克，即葡萄酒小于100~150毫升，约2~3两；或啤酒小于250 ~ 500毫升，约半斤到1斤；或白酒小于25 ~ 50毫升，约0.5 ~ 1两。女性则减半量，孕妇不饮酒。不提倡饮高度烈性酒。

五、食物不过苦：过食可致食欲缺乏。苦味食物主要是苦麦菜、芹菜、芥菜、苦瓜、咖啡等。苦能清热，夏季气候炎热，适当吃些带苦味的蔬菜是有好处的，可以清肝炎、心火。不过，苦味毕竟寒凉，过食则损伤脾胃，导致食欲缺乏、或腹痛腹泻等，影响食物的消化吸收。

需要提醒的是，很多患者一提鸡蛋就犯憷，认为其胆固醇含量太高，对身体不好，其实，胆固醇过高者应尽量少吃蛋黄，其他人吃鸡蛋大可放心。

当然，我们也可以利用专门治疗高血压的中草药来调理疾病，如杜仲叶、枸杞子泡茶，或者葛根煮粥服用。由于个体差异较大，具体剂量和频次要自行尝试调整。

杜仲含有一种叫松脂醇二葡萄糖苷的成分，它能抑制血管壁平滑肌的钙离子内流，使血管扩张，从而达到降压的目的。具体做法是10克杜仲泡水服用，早、晚各1次。

枸杞子可以泡茶，也可以泡酒。泡酒的比例一般是300克枸杞配上1000克白酒，浸泡2周左右即可。常喝枸杞酒有两个好处：一是枸杞子里的枸杞多糖对于收缩压、舒张压都有降低作用；另一个是枸杞酒里含有的少量酒精成分能起到活血通窍作用，还能降低日后心脑发病概率。

葛根也有降压作用，取30克葛根与1~2两粳米，加水煮粥服用，每日1次。葛根里含有的葛根素能降低高血压患者血浆内皮素的水平，从而达到降压效果。另外，葛根对高血压常引起的心脏肥大症也有疗效，有保护心脏和逆转其肥大的作用。

职场男人三大饮食注意点

症状：饮食不当

妙方：① 饮食规律，早吃好、晚吃少。

② 远离健康三大害：烟、酒、油腻食物。在交际应酬时也大可选择茶馆、素食店等场所，既高雅时尚，对身体健康又大有好处。

③ 多摄取碱性食品、碱性饮品，保持碱性体质。

药理：① 不吃早餐，胃液和胆汁都不能正常工作，时间一长，特别伤胃；而晚餐吃得过多，除了加重胃肠的负担，还使血糖转化成脂肪凝结在血管壁上或腹壁上，久而久之，人便肥胖起来。

② 摄入的油腻过多，不仅会导致“亚健康”，而且高血压、糖尿病等症也会缠上身来，贻害终生。

③ 酸性体质是万病之源。

俗话说，民以食为天。健康饮食是健康身体的基础。所以，职场男性不妨在饮食细节上做些改变，以收到非常大的成效。

现在，健康问题已成为办公一族关注的焦点，可是关于亚健康的解决办法，多是针对白领一族的。其实，相对于女性白领，职场男性更容易透支健康。一直以来，社会公众对男人和男人对自身最大的期望莫过于事业有成，成为家庭的顶梁柱。可是，职场如战场，职场男性不得不以损害身体、消耗精力为代价来换取成功。面对健康和事业，职场男性往往忽略前者。“40 岁以前拼命挣钱，40 岁以后花钱保命”成为不少职场男性的最佳写照。

虽然职场男性在打拼之余也暗暗为自己每况愈下的身体状况担心，可是，巨大的现实压力又不允许他们对自己的生活进行根本性的改变。那怎样才能给自己的身体更多的关爱呢？俗话说，民以食为天。健康饮食是健康身体的基础。所以，职场男性不妨在饮食细节上做些改变，以收到非常大的成效。

一、饮食规律，早吃好、晚吃少

许多办公室一族因为睡得较晚，往往不吃早餐，而晚餐又很丰盛。这一生活习惯不仅会对肠胃造成严重伤害，还会加剧高血糖、高血脂、肥胖症的出现。因为胃肠道的工作是有规律的，不吃早餐，胃液和胆汁就不能正常工作，时间一长，特别伤胃；而晚餐吃得过多，除了加重胃肠的负担，还使血糖转化成脂肪凝结在血管壁上或腹壁上，久而久之，人便肥胖起来，而且还容易“显老”。所以，职场男性在平日的生活里要尽量养成合理规律的饮食习惯，早吃好、晚吃饱，这样才能给一天的工作和学习打下一个良好的基础。

二、远离健康三大害：烟、酒、油腻食物

众所周知，烟酒有害健康，可职场男性为了提神、应酬，明知烟酒有害无益，又不得不“烟不离口、酒不离手”。而除了烟酒外，还有个隐形杀手往往被人们忽略，那就是油腻食品。无论是工作盒饭还是饭店大餐，油腻食物都与职场男性如影相随。摄入的油腻过多，不仅会导致“亚健康”，高血压、糖尿病等症也会缠上身来，贻害终生。针对这种情况，职场男性平时除了要远离烟酒、以清淡饮食为主外，在交际应酬时也大可选择茶馆、素食店等场所，既高雅时尚，对身体健康又大有好处。

三、多摄取碱性食品、碱性饮品，保持碱性体质

职场男性平时忙于工作、应酬，饮食上少不了摄入过多的高油高脂食物。

时间一长，身体自然也变为“亚健康”的酸性体质。其实，在饮食上，职场男性不妨也注意一下“酸碱平衡”。多吃海带、豆制品这样的碱性食物来中和体内酸碱度；或是在比“吃”更频繁的“喝”上多下功夫，选择健康的碱性饮品。比如老北京的传统“保健饮料”酸梅汤就是种非常适合职场男性的碱性饮品。说起酸梅汤的历史，可谓源远流长。早在200多年前，历代皇帝们就以酸梅汤作为日常保健饮品了，乾隆皇帝还将酸梅汤赞为“清宫异宝”。用乌梅、山楂熬制成的酸梅汤含有人体所需的多种微量元素、氨基酸、不饱和脂肪酸和膳食纤维，不仅营养丰富，去油解腻，还可以有效为劳累的职场男性解除身体疲劳。而且，传统的酸梅汤还讲究用全天然原料加冰糖、矿泉水熬制，完全不必担心化学添加剂再增加身体的负担。

除了饮食有道，白领们还要坚持运动，保持良好心态，只有这样，才能健康事业两不误。

工作累房事不举，涌泉穴来帮忙

症状：房事不举

妙方：每日临睡前用温水泡脚，再将手互相擦热后，用左手心按摩右脚心，用右手心按摩左脚心，每次100下以上，以搓热双脚为宜。

医理：中医认为，涌泉穴直通肾经，脚心的脚泉穴法是浊气下降的地方。经常按摩涌泉穴，可益精补肾，强身健体，防止早衰，并能舒肝明目，促进睡眠，对肾亏引起的眩晕、失眠、耳鸣、咯血、鼻塞、头痛等有一定的疗效。

肾是脊椎动物的一种器官，属于泌尿系统的一部分，负责过滤血液中的杂质、维持体液和电解质的平衡，最后产生尿液经由后续管道排出体外。肾同时也具备

内分泌的功能以调节血压。在人体中，正常成人具备两枚肾脏，位于腰部两侧后方。

肾字从肉，从臤。“臤”本义为“牢固掌控臣属”。“肉”指“人体”。“臤”与“肉”联合起来表示“人体的抓总部分”。本义：人体津液系统的总阀门。

用显微镜观察，可见到每一个肾脏约由100万个具有相同结构与机能的肾单位和少量结缔组织所组成，其间有大量血管和神经纤维。

随着人们生活水平的提高，补肾成为男性较为流行的一种活动。补肾是男性追求自身更加强壮的方法。中医补肾目前是国内较为常用的方法，但是随着有此类需求的男性越来越多，临床补肾的方法成了一个新的空白。目前西医研制而成的壮阳药品种较为繁多，但是因为壮阳药市场鱼龙混杂，使得很多的使用者对于壮阳药和补肾药心存疑虑。中医认为，肾虚多为积劳成疾，切勿因急于求成而用大补之药进补，而应慢慢调理。

中医认为，涌泉穴直通肾经，脚心的脚泉穴法是浊气下降的地方。经常按摩涌泉穴，可益精补肾，强身健体，防止早衰，并能舒肝明目，促进睡眠，对肾亏引起的眩晕、失眠、耳鸣、咯血、鼻塞、头痛等有一定的疗效。脚心按摩的方法是：每日临睡前用温水泡脚，再将手互相擦热后，用左手心按摩右脚心，用右手心按摩左脚心，每次100下以上，以搓热双脚为宜。

此外，还有腰部按摩操值得一试。具体做法是：端坐，两腿自然下垂，先缓缓左右转动身体3～5次。然后，两脚向前摆动十余次，可根据个人体力，酌情增减。做动作时全身放松，动作要自然、缓和，转动身体时，躯干要保持正直，不宜俯仰。此动作可活动腰膝，益肾强腰，常练此动作，腰、膝得以锻炼，对肾有益。抑或端坐，松开腰带，宽衣，将双手搓热，置于腰间，上下搓磨，直至腰部感觉发热为止。此法可温肾健腰，腰部有督脉之命门穴，以及足太阳膀胱经的肾俞、气海俞、大肠俞等穴，搓后感觉全身发热，具有温肾强腰、舒筋活血等作用。还有一招很管用，就是两手掌对搓至手心热后，分别放至腰部，手掌向皮肤，上下按摩腰部，至有热感为止。可早晚各1遍，每遍约200次。此运动可补肾纳气。

在做好上面三节按摩操的同时，还要注意日常几则行为规范。

一、护好自己的双脚。足部保暖是养肾的一种方法。这是因为肾经起于足底，而足部很容易受到寒气的侵袭。因此，足部要特别注意保暖，睡觉时不要将双脚正对空调或电扇；不要赤脚在潮湿的地方长期行走。另外，足底有许多穴位，如涌泉穴。“肾出于涌泉，涌泉者足心也。”每晚睡觉前可以按揉脚底涌泉穴，按摩涌泉穴可起到养肾固精之功效。

二、大便要畅通。大便不畅，宿便停积，浊气上攻，不仅使人心烦气躁，胸闷气促，而且伤及肾脏，导致腰酸疲惫，恶心呕吐。因此，保持大便通畅，也是养肾的方法。大便难解时，可用双手手背贴住双肾区，用力按揉，可激发肾气，加速排便；行走时，用双手背按揉肾区，可缓解腰酸症状。

三、饮水养肾。水是生命之源。水液不足，则可能引起浊毒的留滞，加重肾的负担。因此，定时饮水是很重要的养肾方法。

四、有尿不要忍。膀胱中贮存的尿液达到一定程度时，就会刺激神经，产生排尿反射。这时一定要及时如厕，将小便排干净。否则，积存的小便会成为水浊之气，侵害肾脏。因此，有尿时及时排出也是养肾的最好方法之一。

五、吞津养肾。口腔中的唾液分为两部分：清稀的为涎，由脾所主；稠厚的为唾，由肾所主。你可以做一个实验，口里一有唾液就吐出来，不到一天时间，你就会感到腰部酸软，身体疲劳。这充分证明，吞咽津液可以滋养肾精，起到保肾作用。

六、饮食保肾。能够补肾的食物有很多。除了黑芝麻、黑木耳、黑米、黑豆等黑色食物可养肾外，核桃、韭菜、虾、羊腰等也可以起到补肾养肾的作用。

七、睡眠养肾。充足的睡眠对于气血的生化、肾精的保养起着重要作用。临床发现，许多肾功能衰竭的患者有过分熬夜、过度疲劳、睡眠不足的经历。因此，不要过度熬夜，应养成良好的作息习惯，早睡早起，有利于肾精的养护。

八、避免劳累，节房事。体力劳动过度会伤气、脑力劳动过度会伤血、房劳过度会伤精。因此一定要量力而行，劳作有度，房事有节。这样才有助于养肾护肾。

九、警惕药物。不论中药还是西药，都有一些副作用，有的药物常服会伤肾。所以在用药时要提高警惕。

十、运动养肾。生命在于运动，尤其是腰部运动。

穿心莲治好你的阴囊瘙痒

症状：阴囊瘙痒

妙方：先取复方穿心莲片20粒(或视病灶大小适量增减)充分捣碎碾成粉末，再加100毫升甘油调匀，敷于病灶处，并用纱布兜住阴囊，使之与大腿内侧隔离，保持干燥及防止药物掉落。

药理：中药穿心莲主要成分为去氧穿心莲内酯，能刺激肾上腺的抗炎能力及抗发热能力，具有较强的抗过敏、抗感染作用。甘油是众所周知的皮肤保湿剂，与穿心莲粉拌匀湿敷皮肤感染病灶，既可以抗感染，又可以滋润皮肤，有利于受损皮肤的愈合。3%的硼酸水是一种消毒防腐剂，有抑菌作用，用于湿敷皮肤能消除表浅炎症，促进创面干燥，有止痒、镇痛的作用。

阴囊瘙痒的原因比较复杂，有内部因素，又有外部因素。过敏体质的人，精神长期紧张、情绪变化起伏较大的人易患该病；另外，患有慢性消化系统疾病、胃肠功能紊乱、内分泌失常、新陈代谢障碍的人，在外部因素的作用下，也易患该病。

白领男士因为工作需要，经常坐着办公，因为久坐导致炎热潮湿，所以阴囊湿疹属白领男士的高发症。另外，内裤也是主要致病因素。主要是目前传统男士内裤的设计不合理所致。由于男人的身体构造很特别，更因为私密部位很重要，因此男人的内裤其实对男人的影响非常大，不过因为男人在个性上较不拘小节，对于内裤设计不良而产生的不适，经常隐忍并忽视。男人的性机能和生育能力与睾丸的温度有着非常密切的关系。阴囊的收缩是为了调节睾丸的温度低于体温 2 ～ 3 度，用手触摸阴囊便会感觉比身体其他部位凉爽，睾丸只有低于体温 2 ～ 3 度才能使睾酮的分泌达到最佳，睾酮可以促进精子的产生并提高精子的质量以及提升性机能。市面上大多数传统内裤的设计前面都是双层的，将男人的阴茎和阴囊包裹在一起，使阴囊长时间处于高温潮湿的环境中，易导致阴囊湿疹、性机能衰减、严重的患精索静脉曲张甚至造成不育。内裤不合理的设计是造成阴囊湿疹的主要外在原因，从而引发阴囊瘙痒。

要解决阴囊瘙痒问题，最关键的是保持阴囊干爽。最好坚持天天洗澡，尤其注意清洗阴囊夹缝，必要时可以涂些吸汗的痱子粉。还要避免长期穿着紧身内裤和牛仔裤，否则会人为地造成对阴囊与睾丸的过紧束缚，特别是在炎热的夏季，透气性差会使局部散热不良，因引起阴囊温度升高而导致疾病。

已经患有阴囊湿疹的人，应克制自己抓挠的欲望，避免刺激患处，否则可能会一再发作。这里推荐大家使用穿心莲外敷的偏方。

用穿心莲粉敷阴囊时，应先取复方穿心莲片 20 粒充分捣碎碾成粉末，再加 100 毫升甘油调匀，敷于病灶处，并用纱布兜住阴囊，使之与大腿内侧隔离，保持干燥及防止药物掉落。

中药穿心莲的主要成分为去氧穿心莲内酯，能刺激肾上腺的抗炎能力及抗发热能力，具有较强的抗过敏、抗感染作用。目前，人们用得最多的是复方穿心莲片，为薄膜衣片，去膜后显棕褐色，味苦，用于风热感冒，咽喉肿痛，湿热泄泻。有研究证明，穿心莲有抗氧化作用，对血管内皮有保护作用，能保护皮肤肌肉组织。甘油是众所周知的皮肤保湿剂，与穿心莲粉拌匀湿敷皮肤感染病灶，既可以抗感染，又可以滋润皮肤，有利于受损皮肤的愈合。3% 的硼酸水是一种消毒防腐剂，有抑菌作用，用于湿敷皮肤能消除表浅炎症，促进创面干燥，有止痒、镇痛的作用。

实践证明，复方穿心莲片捣碎碾成粉末加甘油外敷阴囊湿疹，能使药物直接渗入病灶，更好地发挥其抗过敏、抗感染、保护皮肤的功效。此法不仅效果好，而且安全可靠，价格低廉，值得应用。

阳痿有原因，红花来解答

症状：阳痿

妙方：红花200克，白酒1000毫升，红糖适量。将红花洗净，晾干水分，与红糖一并装入清洁的纱布袋内，封紧袋口，放入酒坛中，浸泡7天后，即可适量饮用。

药理：阴茎勃起障碍与血瘀有关，我们要做的就是活血化瘀，而红花含红花苷、红花醌苷、红花黄色素、红花油等，这些物质具有兴奋心脏、增加冠状动脉血流量、降低血压及胆固醇的作用。

长期以来，男性勃起是否正常是男性自我判断“够不够爷们”的主要标志。如今，在男科医生的眼中，勃起状态更与男性的整体健康有密切联系。随着年龄的增加，男性勃起功能会自然减退，但如果没有其他疾病，不会减退得那么快，勃起功能障碍（ED）也可能是心血管疾病的前期信号，从这个意义上说，ED可以看做是中老年男性健康的“风向标”。

许多心血管疾病的发病机制和ED一样，都和血管平滑肌有关，而阴茎是拥有平滑肌最多的组织，出现问题后容易发病。临床研究显示，男性出现ED后2～3年，常常会出现继发心血管病、高血压和糖尿病等。因此，当中老年男性出现ED时，就应特别小心患心血管疾病，应常做身体检查。

此外，奥地利一项研究评估了2651名男性10年内发生冠心病或脑卒中的风险，发现那些在研究开始时有中重度ED的男性，发生冠心病的相对风险增加了65%，脑卒中的相对风险增加了43%。

阴茎勃起就是一系列的神经血管活动。如果因年龄、脂肪代谢紊乱、吸烟、静坐、肥胖等导致血管内皮受损，就会引起血管扩张或收缩，因而导致阳痿。

同样，血管内皮受损也是导致心血管疾病的重要原因。

那么，如何恢复受损的血管内皮呢？就是饮红花酒。其实，血管内皮受损的实质就是血淤，我们要做的也就是活血化淤，而红花酒正是治疗此病的首选。

红花主要含红花苷、红花醌苷、红花黄色素、红花油等，这些物质具有兴奋心脏、增加冠状动脉血流量、降低血压及胆固醇的作用。

具体做法是红花200克，白酒1000毫升，红糖适量。将红花洗净，晾干水分，与红糖一并装入清洁的纱布袋内，封紧袋口，放入酒坛中，浸泡7天后，即可适量饮用。

找准穴位，不再早泄

症状： 早泄

妙方： 按摩命门穴。

药理： 命门是肚脐正背后的一个穴位，处于双肾之心，为肾火聚集之处。命门之火为全身阳气之根，乃“生气之源”，对全身脏腑的生理活动，有温煦，推动的作用。故曰：“五脏之阳气，非此不能发”。性机能正常与否，与命门之火的盛衰有着密切的关系。若肾阳强，则命门火旺，意念一动，肾气下煦阴茎，阴茎勃起自如。若肾阳弱，则命门火衰，虽有意念，肾气虚弱，无力下煦阴茎，阴茎无法挺举，或举而不坚，坚而不久。

早泄是指射精发生在阴茎进入阴道之前或进入阴道中时间较短，在女性尚未达到性高潮提早射精而出现的性交不和谐障碍。早泄的诊断标准在于女方是否满足。类型分为器质性（疾病引起）和非器质性（心理性、习惯性及因包皮过长等正常原因引发的射精过快现象）。

随着现代生活节奏的加快和工作压力的增加，早泄患者人数日趋增多。从治疗角度来说，临床治疗早泄目前还很难实现，早泄患者的自我心理调节比较重要。临床所见的早泄绝大多数是心理原因造成的。许多人从小就有手淫的毛病，以致任何动因都会引起射精。而他们又相信“一滴精，十滴血”“肾亏者早泄”之类的说法，为此长期焦虑不安，临到结婚，老担心自己“体虚”“肾阳不足”，心里不踏实，但越怕越早泄。如果由此引起了焦虑和恐惧情绪，由“偶然”变成了“经常”。有些早泄的原因在于夫妻关系不融洽，对妻子有潜在的敌意、怨恨和恼怒，这也可能引起早泄；对妻子畏惧太甚，有自卑心理；或打算“表现好一点”，也常不由自主地造成早泄。夫妻间平等互爱，才会带来和谐的性生活。

促使早泄阳痿患者肾阳虚有三大直接原因，看看你属于哪一条：1. 早年手淫过度，婚后房事过频，肾阳虚损。2. 生活压力巨大，心情抑郁，气瘀伤肝，肝肾同源，故伤肾阳。3.《黄帝内经》：“五八肾气衰，发堕齿蒿”，即年龄在 40 后，生理性肾阳虚。

调查显示，正常房事时插入后，时间一般为 5 ~ 13 分钟，5 ~ 7 分钟为可接受时间，理想时间是 7 ~ 13 分钟，5 分钟以下可视为早泄。权威数据显示，中国成年男子早泄人群占 68% 以上，阳痿人群占 24% 以上，世界卫生组织公布，2009 年全球因早泄、阳痿造成的不育、肾功能衰竭人数达到 1800 万。可见，把早泄、阳痿比做男性健康杀手毫不过分，早泄、阳痿病魔困扰着无数渴望健康的男士。

中医学认为，肝主疏泄，肾主藏精，阴茎属足厥阴肝经，房事时，足厥阴肝经通过传导龟头接收到的刺激给肝，使肝气的疏泄不断增强，直至突破肾气的封藏能力，发生射精。如果肾气的封藏能力强大，则射精较晚；如果肾气的封藏能力弱小，则射精较早，发生早泄。而肾气的封藏能力取决于肾中阳气是否充足，也就是说，肾阳虚才是导致早泄的根本原因。好比一个木桶里盛满了水而不外流，是因为四周木板紧凑牢固。假设抽掉一块木板，水必定顷刻泻出。同样的道理，当肾阳充足时，肾封藏有力，精关牢固，抵御肝的疏泄能力强大，自然持久。而当肾阳不足时，肾封藏无力，精关不固，抵御肝的疏泄能力弱小，自然早泄。

如果房事过度，手淫过频，思虑过甚，皆可伤肾，导致肾阳虚弱，命门火衰。命门是肚脐正背后的一个穴位，处于双肾之心，为肾火聚集之处。命门之火为全身阳气之根，乃“生气之源”，对全身脏腑的生理活动，有温煦、推动的作用。故曰：“五脏之阳气，非此不能发”。性机能正常与否，与命门之火的盛衰有着密切的关系。若肾阳强，则命门火旺，意念一动，肾气下煦阴茎，阴茎勃起自如。若肾阳弱，则命门火衰，虽有意念，肾气虚弱，无力下煦阴茎，阴茎无法挺举，或举而不坚，坚而不久。

命门穴位于后背两肾之间，第二腰椎棘突下，与肚脐相平对的区域。可以自行按摩或让伴侣按摩，只要坚持不中断，一定会收获意外惊喜。

另外，要注意几点，如禁止自慰、节制房事、避免剧烈的性欲冲动、避免用重复性交的方式来延长第二次的性交时间等，这样有损健康，都不可取；对女方要体贴、安慰，不能责难、威胁，否则事与愿违，不利于身体的康复；如积极参加体育锻炼，特别是气功的操练，以提高身心素质，增强意念控制能力；还有，多食一些具有补肾固精作用的食物，如牡蛎、胡桃肉、芡实、栗子、甲鱼、文蛤、鸽蛋、猪腰等。

多喝山楂水，前列腺炎与你擦肩而过

症状：前列腺炎

妙方：多饮食洋葱、苹果、红酒、绿茶和山楂，尤其是山楂，可当零食吃。

药理：洋葱具有消炎抑菌、利尿止泻、降血糖、降血脂、降胆固醇、降血压等多重作用，更是目前所知道的唯一含前列腺素的食物，能保护前列腺。另外，洋葱中含有大量槲皮素，而槲皮素正好可以阻断雄激素对前列腺癌细胞的生理供应，雄激素的作用被阻断后，前列腺癌细胞的生长会延缓或停止。

前列腺炎是成年男性的常见病之一。虽然它不是一种直接威胁生命的疾病，但严重影响患者的生活质量。前列腺炎患者占泌尿外科门诊患者的 8% ~ 25%，约有 50% 的男性在一生中的某个时期会受到前列腺炎的影响。前列腺炎可以影响各个年龄段的成年男性，50 岁以下的成年男性患病率较高。前列腺炎发病也可能与季节、饮食、性活动、泌尿生殖道炎症、良性前列腺增生或下尿路综合征、职业、社会经济状况以及精神心理因素等有关。一项近万人参与的“久坐影响你健康吗？”的网络调查显示，37.9% 的人每天坐 6 ~ 8 个小时，26.3% 的人每天坐 3 ~ 6 个小时，九成人都是因为上班、看电视、上网而长期坐着。

很多公司已开始使用“站式办公桌”，其桌面比传统办公桌高出很多，员工如果站累了，可以坐在配套的高脚椅上休息；谷歌也考虑将“站着办公”纳入公司的保健计划。

前列腺在体内的位置导致男性在坐下的时候直接压迫在前列腺上，长期久坐，使男性的气脉运行和血液流通受阻，容易造成男性阴部充血，引发前列腺充血、肿胀、发炎。特别是久坐沙发软椅，对男性生殖健康的危害更大。

此外，长期久坐会使血液微循环受阻、新陈代谢减慢，进而造成新陈代谢产生的各种有害物质排泄不畅，淤积于前列腺之中，导致无菌性前列腺炎的发生和各种细菌性前列腺炎的加重。

久坐导致的慢性前列腺炎，需及时进行有效治疗。在治疗方式上，为患者推荐一种老偏方——多食洋葱。

印度人把洋葱用做“性激素”，罗马医生将洋葱用做开胃良药。近代医学也发现，洋葱具有消炎抑菌、利尿止泻、降血糖、降血脂、降胆固醇、降血压等多重作用，更是目前所知道的唯一含前列腺素的食物，能保护前列腺。它不但享有“菜中皇后”的美称，也是壮阳佳品，所以俄罗斯男人一日三餐都离不开洋葱。

洋葱的吃法有很多，若想充分发挥其“男人菜”的功效，不妨做成洋葱炒蛋或洋葱炒牛肉，味道鲜美，营养价值丰富，对男性健康大有益处。另外，洋葱中含有大量槲皮素，而槲皮素正好可以阻断雄激素对前列腺癌细胞的生理供应，雄激素的作用被阻断后，前列腺癌细胞的生长会延缓或停止。除了洋葱外，苹果、红酒、绿茶和山楂中也含有大量的槲皮素，前列腺癌患者可以多食用，尤其是不喜食洋葱的人。

最后，主动预防也很重要。一些简单的小动作，可以有效减轻久坐带来的危害。上班一族，持续坐 1 小时后要站起来活动一下；持续驾车 1 小时左右，也应下车适当走动。晚上睡觉，放平身体，屈腿，让腹部轻松下来，用热毛巾敷上，然后双手叠加按摩 20 分钟。这是防治前列腺炎的权威按摩法，屡试不爽，大家可以长期坚持。

呼吸益肾法，巧治性功能低下

症状：性功能低下

妙方：呼吸益肾法。

药理：呼吸益肾法是中国一种古老的回春术，先将体内污浊空气全部排出，然后再把新鲜空气吸进去，这种呼吸方法称之为“吐故纳新”，也是呼吸益肾法的基础。

呼吸益肾法是中国一种古老的回春术，先将体内污浊空气全部排出，然后把新鲜空气吸进去，这种呼吸方法称之为“吐故纳新”，也是呼吸益肾法的基础。

一、腹式呼吸法：两手放在肚脐下，就可以轻易地察觉腹内的情况。姿势可立可坐，慢慢地吸氧，然后在刹那间将它大口吐出。习惯腹式呼吸法之后，再求精神贯一。只要有空，随时可进行两三分钟。此法使腹部肌肉充分地收缩再放松，可加速血液循环，消除腹腔、肠系膜的淤血。如此持续两周，身体自然会感到清爽，食欲大振，肌肤红润。

二、吸缩呼胀法：此种呼吸法是上述腹式呼吸法的逆呼吸法，中国古代仙人作为长寿不老回春术的秘修之法。

首先坐在椅子上，或取立姿，开始时将肺中污浊空气排出，然后将肌肉放松使全身力量消除，再努力吸气，将腹部用力往里收缩至最大限度为止。接着把肩部放松，一面使腹部胀起来，慢慢将空气吐出，反复练习 2 ~ 3 次以后，就能简单地使用此法了。

此外，吸气时要注意将舌尖抵于上齿后面，完全用鼻子来吸气；吐气时舌头要附于下颌由口中吐气。练习此法，要精神贯注，使自己觉得气流到达体内的每个角落。

三、提肛益肾法：这种提肛运动益肾法很简单。首先坐在椅子上，使精神集中，轻闭双目，然后慢慢地在肛门上用力，再使用一口气将它缩紧，有如排尿时中途停止的要领一样。接着将力量放松，使肛门松弛，将肛门再次地收缩、放松，如此反复做 3 分钟，就会熟练。

肛门收缩时，阴茎就会提高，产生一种像拉弓似的感觉，每日反复练习，括约肌就会变强，久之勃起可随心所欲。提肛运动不仅能张精，且有长寿不老、永葆青春的效果。

四、回春式呼吸法：把“腹式呼吸法”“吸缩呼胀法”与“提肛运动”结合起来的益精法，称为回春式呼吸法，反复练习，可收到明显的益肾强精效果。

此法是吸气时使腹部凹下去，同时配合一定的时间，使肛门的括约肌也紧紧地收缩；反之吐气时，使肛门括约肌松弛。练习此法还要注意，吸气时要慢慢地、深深地使气吸到肛门的部位，深深地吸气，然后再慢慢地放松。

第七章

职场心理
疾病妙方

小小龙眼，不再让你焦虑

症状： 精神焦虑

妙方： 龙眼10克，配冰糖适量，炖服，或将龙眼泡茶、煮粥、泡酒服用。

药理： 龙眼当中含有的腺苷酸是抗焦虑的上等药物，同时，龙眼当中含有维生素A、维生素B_1和B_2、维生素C、维生素P以及葡萄糖、蔗糖、腺嘌呤、胆碱、蛋白质和多种氨基酸等。因为人体在焦虑状态下免疫细胞处于非活性状态，易导致其他疾病的入侵。所以，龙眼在抵抗焦虑的同时还能提高抵抗力，可谓一举两得。

焦虑是个体由于达不到目标或不能克服障碍的威胁，致使自尊心或自信心受挫，或使失败感、内疚感增加，所形成的一种紧张不安带有恐惧性的情绪状态。一般而言，焦虑可分为三大类：

其一，现实性或客观性焦虑。如爷爷渴望心爱的孙子考上大学，孙子正在抓紧时间复习功课，爷爷显得非常焦急和烦躁。

其二，神经过敏性焦虑。即不仅对特殊的事物或情境产生焦虑性反应，而且对任何情况都可能产生焦虑反应。它是由心理—社会因素诱发的忧心忡忡、挫折感、失败感和自尊心的严重损伤而引起的。

其三，道德性焦虑。即由于违背社会道德标准，在社会要求和自我表现发生冲突时，引起的内疚感所产生的情绪反应。有的老年人怕自己的行为不符合自我理想的标准而受到良心的谴责。如自己本来被周围人认为德高望重，但在电车上看到歹徒围攻售票员时，由于势单力薄和害怕受到伤害却故意视而不见，回来后，感到自己做了不光彩的事，深感内疚，继而坐立不安，不断自责。

焦虑心理如果达到较严重的程度，就变成了焦虑症，又称焦虑性神经症。焦虑症是以焦虑为中心的症状，呈急性发作形式或慢性持续状态，并伴有自主神经功能紊乱为特征的一种神经症。

防治措施有如下几点：

一要保持良好的心态。首先要乐天知命，知足常乐。古人云："事能知足心常惬。"老年人对自己的一生所走过的道路要有满足感，对退休后的生活要有适应感。不要总是追悔过去，埋怨自己当初这也不该，那也不该。理智的老年人不注意过去留下的脚印，而注重开拓现实的道路。其次要保持心理稳定，不可大喜大悲。"笑一笑十年少，愁一愁白了头""君子坦荡荡，小人长戚戚"，要心宽，凡事想得开，要使自己的主观思想不断适应客观的发展。不要企图把客观事物纳入自己的主观思维轨道，那不但是不可能的，而且极易诱发焦虑、抑郁、怨恨、悲伤、愤怒等消极情绪 。最后是要注意"制怒"，不要轻易发脾气。

二要自我疏导。轻微焦虑的消除，主要是依靠个人。当出现焦虑时，首先要意识到自己这是焦虑心理，要正视它，不要用自认为合理的其他理由来掩饰它的存在。其次要树立消除焦虑心理的信心，充分调动主观能动性，运用注意力转移的原理，及时消除焦虑。当你把注意力转移到新的事物上去时，心理上产生的新的体验有可能驱逐和取代焦虑心理，这是一种人们常用的方法。

此外，还可配合药物治疗。这里有个老偏方值得尝试。具体做法是：取适量龙眼，用开水浸泡 20 分钟后饮用。其药理在于龙眼当中含有腺苷酸，是抗焦虑的上等药物，同时，龙眼当中含有维生素 A、维生素 B_1 和 B_2、维生素 C、维生素 P 以及葡萄糖、蔗糖、腺嘌呤、胆碱、蛋白质和多种氨基酸等。因为人体在焦虑状态下免疫细胞处于非活性状态，易导致其他疾病的入侵。所以，龙眼在抵抗焦虑的同时还能提高抵抗力，可谓一举两得。

其实，用龙眼治疗焦虑古已有之。龙眼又名桂圆，为常用中药，始载于《神农本草经》，列为上品。李时珍曰：食品以荔枝为贵，而药品则以龙眼为良。盖荔枝性热而龙眼性和平也。《本草纲目》记载其主治："久服强魂聪明，轻身不老，通神明，开胃健脾，补虚长智。"《饮膳正要》谓龙眼："主治五藏邪气，安志厌食，除虫去毒。”《本草汇言》中称其为“补血气，壮精神之药也。”龙眼的吃法有很多，可以与粥同煮或是制作龙眼汤，加入适量冰糖会更好。

黄芪枸杞补气好，心悸心慌统统跑

症状：心悸心慌

妙方：黄芪 20 克，枸杞子 15 克，开水冲泡后每日代茶饮用，1 个月为一疗程。

药理：中医认为，心脾同治。现代研究表明：脾胃功能失司，化浊生痰，痰热与痰湿互结，促成新陈代谢紊乱。血管失去营养，脆弱而失去了弹性，痰浊黏腻，阻遏气机，气滞则血流不畅，导致心脉不通。而黄芪含有黄芪甙类和多糖类等化学成分，能抑制血小板聚集，降低血黏稠度及凝固性，松弛平滑肌，扩张脑血管，降低血管阻力，改善血循环，尤其改善微循环，可以抑制动脉血栓的形成；能有效地降低脂质过氧化作用，有较强的清除自由基的作用，对减轻中风缺血引起的损伤有显著效果。

心悸是病人自己能感知到心跳的一种心前区不适或心慌的感觉。心率加快时感心脏跳动不适，心率缓慢时感搏动有力。心悸时，心率可快，可慢，也可有心率失常，心率和心律正常者也可以有心悸。

在日常诊治病人中，常遇到一些患者，主诉胸闷、心慌、胸痛，自认为患了“心脏病”，忧心忡忡地来院就诊。但大多数病人经检查，X 摄片、心电图及超声心电图检查均正常。这并非器质性心脏病，而是一种以心血管症状为主的功能性失调的心脏神经症（即心脏自主神经功能紊乱症）。

心脏为何有神经官能症呢？本症的发生常与平素体质虚弱、情志所伤、劳倦、汗出受邪等有关。平素体质不强，心气怯弱，或久病心血不足，或忧思过度，劳伤心脾，使心神不能自主，发为心悸；或肾阴亏虚，水火不济，虚火妄动，上扰心神而致病；或脾肾阳虚，不能蒸化水液，停聚为饮，上犯于心，心阳被遏，心脉痹阻，而发该病。由于焦虑、紧张、情绪激动、精神创伤等因素的作用，中枢的兴奋和抑制过程发生障碍，受自主神经调节的心血管系统也随着发生紊乱，引起了一系列交感神经张力过高的症状。此外，过度劳累，体力活动过少，循环系统缺乏适当锻炼，以致稍有活动或少许劳累即不能适应，因而产生过度的心血管反应而致该病。

心脏神经症是全身神经症的一种（即自主神经功能紊乱在心血管系统的表现），其症状表现是多种多样的，最普通的自觉症状是心悸、呼吸不畅、心前区疼痛和全身乏力等，还有容易激动、失眠、多汗、发抖、眩晕、多梦等表现。

中医认为，心脾同治。脾胃为后天之本，气血生化之源，脾（胃）衰则诸病丛生，心悸、心血失养，心病乃生，故有“心胃同病”之说。对于心病，一定要病人注意调理脾胃，切忌膏粱厚味、勿令饱餐等，即使是心力衰竭的病人，也不忘健脾和胃导滞之法，确可在心病治疗上有收效，远比心病只从心来治效果好很多。

现代研究表明：脾胃功能失司，化浊生痰，痰热与痰湿互结，促成新陈代谢紊乱。血管失去营养会失去弹性，痰浊黏腻，阻遏气机，气滞则血流不畅，导致心脉不通。这样不仅形成痰浊，气滞血瘀，而且血淤又可作为新的致病因素使脂质代谢更加紊乱，血脂升高，血黏度升高，血管壁硬化，冠状动脉粥样硬化性心脏病进一步加重，直接导致心律失常、心衰、房颤、心绞痛等。究其原因，脾（胃）运化失常导致新陈代谢紊乱为诸多原因之重。再者如心悸、胸闷、胸痛、健忘、失眠、神昏、谵语、心下痞、忧思、晕厥、浮肿等心系诸病症，无不涉及脾（胃）者，而且多为脾（胃）病因在先。在治法上先使脾胃健，再活血化瘀，实为“标本同治”，更有利于机体内有害物的清除（氧自由基），使血脂和血黏度降低、心肌供血状态改善、血栓形成的不利因素消除。

那么，如何健脾胃？这里有个老偏方非常珍贵。具体做法是：黄芪 20 克，加枸杞子 15 克，开水冲泡后每日代茶饮用，1 个月为一个疗程。其药理在于，黄芪含有黄芪甙类和多糖类等化学成分，能抑制血小板聚集，降低血黏稠度及凝固性，松弛平滑肌，扩张脑血管，降低血管阻力，改善血循环，尤其改善微循环。

抑郁不要紧，人参泡水最关键

症状：抑郁

妙方：将人参切片，取 5 克左右，用热水冲泡后饮用，每日 3 次，饭前较宜，尤其是早上，一定不能漏服。建议早起后饮用人参，晚上饮用会影响睡眠。

药理：人参能维护和调节中枢神经系统兴奋过程和抑制过程的平衡。通过人参对动物脑电活动影响的研究，结果表明其对兴奋和抑制两种神经过程均有影响，但主要加强大脑皮层的兴奋过程。所以说，人参对抑郁症、抑制神经过度具有一定的维护和调节作用。

抑郁症是一种常见的心境障碍，可由各种原因引起，以显著而持久的心境低落为主要临床特征，且心境低落与其处境不相称，严重者可出现自杀念头和行为。多数病例有反复发作的倾向，每次发作大多数可以得到缓解，部分可有残留症状或转为慢性。

迄今为止，抑郁症病因与发病机制还不明确，也无明显的体征和实验室指标异常，概括地说是生物、心理、社会文化因素相互作用的结果。也正因为抑郁症目前病因不明，使得相关假设很多，比较常见且公认的病因假设包括：（1）遗传因素：与患病者血缘关系越近，患病概率越高。一级亲属患病的概率远高于其他亲属，这与遗传疾病的一般规律相符。（2）生化因素：主要指抑郁症的发生可能与大脑突触间隙神经递质5-羟色胺和去甲肾上腺素的浓度下降有关；由于很多抗抑郁药，如选择性5-羟色胺再摄取抑制剂或者选择性5-羟色胺和去甲肾上腺素再摄取抑制剂等使用后，虽然大脑突触间隙这些神经递质的浓度很快升高，但抗抑郁的效果一般还需要两周左右才会起效，因此又有了5-羟色胺和去甲肾上腺素受体敏感性增高的假说；（3）心理—社会因素：各种重大生活事件突然发生或长期持续存在会引起强烈持久不愉快的情感体验，导致抑郁症的产生。

处于抑郁状态的患者本人承受着精神甚至躯体的极大痛苦，影响生活，影响患者的家庭或者职业，并且抑郁症自杀风险很高，一旦患者疑似有抑郁症，需引起患者及家人的重视，及时去精神卫生机构进行专业诊断和治疗。抑郁症一经识别最好接受及时、彻底的治疗（即急性期治疗获得临床痊愈，并充分地巩固治疗和维持治疗），否则会导致疾病的慢性化、难治化。这时的治疗主要以心理治疗为主。

药物治疗的特点是起效相对较快，疗效比较确定，适合于中度、重度抑郁症患者。抗抑郁药是当前治疗各种抑郁障碍的主要药物，能有效消除抑郁心境及伴随的焦虑、紧张和躯体症状，有效率约60%～80%。但是副作用很大，对患者造成的心理承受力也很重，不如尝试饮用人参茶，这是一个老偏方，很多人屡试不爽。具体做法是：将人参切片，取5克左右，用热水冲泡后饮用，每日3次，饭前较宜，尤其是早上，一定不能漏服。其药理在于，人参能维调中枢神经系统兴奋过程和抑制过程的平衡。通过人参对动物脑电活动影响的研究，结果表明：其对兴奋和抑制两种神经过程均有影响，但主要加强大脑皮层的兴奋过程。所以说，人参对抑郁症、抑制神经过度具有一定的维护和调节作用。建议早起后饮用人参，晚上饮用会影响睡眠。

另外，抑郁症患者尤其要保证睡眠质量，没有好的睡眠，就会使病情进一步恶化，除了人参外，干点体力活也可以提高睡眠质量。当然，体育运动也可以，不过要感兴趣，不然收效甚微，而体力活可以在耗费能量的同时调节心理机制让人取得心理上的安宁与平衡。

急躁易怒，多种方式可缓解

症状：急躁易怒

妙方：通过诉说、哭泣、大笑或者写下来的方式释放情绪，尤其是不良情绪。平日里适当地撒撒气也可以避免情绪的突然发作。

医理：如果总是用某一种方式表达情绪，只能说明你的情绪系统不够灵活，早晚会碰上让你难受的事情。用合适的方式在合适的场合表达合适的情绪，是情绪管理的基本法则。这不仅关系到你能否在职场游刃有余，还关系到你身心的健康以及幸福感。

如果在办公室里被同事不小心踩了一脚，你会怎样？立即反击，还是怒不可遏？忍气吞声？以德报怨？如果在竞争中你胜出了，在同事面前你会兴高采烈，还是矜持谦恭？得意扬扬？得便宜卖乖？即使你什么都不说，你的情绪也会告诉周围人你要表达的一切。而且情绪的表达好比方言，每个人都有自身的理解。

Candy是部门主管，上班路上和别人发生争执，感觉很窝火。黑着脸来到办公室，一上午都用不耐烦的口气对下属说话。请看看下属是怎么理解她的情绪的：

A下属：自己没本事，却把烦恼发泄在我们身上，别搭理她！

B下属：她自己发神经，也不让我们舒服，没准因为上次我给她提意见，她趁机报复呢！

C下属：总要提醒我们她主管的地位，真把我们当她的“跑腿”了，想怎么样就怎么样！

D下属：没准她男友移情别恋了，她不幸被抛弃。理解一下吧！

E下属：估计要被老板炒鱿鱼了，不知我能否有希望晋级。

Candy的表现被下属五花八门地理解，小团队的状况可想而知。情绪表达的重要性可见一斑。当然，即使快乐的情绪，周围也会有不同的看法，但总比消极的情绪要容易理解得多。

不同的人喜欢用不同的方式表达情绪，或直白，或委婉。这说明每个情绪系统的功能有所差异，有些非常灵活，有些则相对僵化。而往往带给我们麻烦的正是这些僵化的情绪系统。

请看下面这个测试：判断一下你的情绪系统是不是该调整了！你是否常常有下面的想法？

- 我不会掩饰自己的情绪，喜怒都表现在脸上，这代表我很真实、很单纯。
- 我要保持威严的外表，这样下属会更努力地工作，别人不敢轻易算计我。
- 没有人能猜透我的情绪，这样在职场上会非常安全。
- 即使很生气我也装作没事，不能破坏人际关系，这对我很重要。
- 我总是控制不住自己的情绪，每次发完脾气都后悔。
- 要以德报怨。我相信对别人好一定能换回别人的理解。
- 我想怎样就怎样，这是我的权利和自由。
- 我无论如何要表现得开心一些，让别人无懈可击。

如果总是用某一种方式表达情绪，只能说明你的情绪系统不够灵活，早晚会碰上让你难受的事情。

通过诉说、哭泣、大笑或者写下来的方式释放情绪，尤其是不良情绪。平日里适当地撒撒气也可以避免情绪的突然发作。

用合适的方式在合适的场合表达合适的情绪，是情绪管理的基本法则。这不仅关系到你能否在职场游刃有余，还关系到你身心的健康以及幸福感。以下原则可以作为参考：

一、真实原则

不压抑自己的情绪，这对健康非常有好处。那些被压抑的情绪，不会随着外在消失，反而会隐藏到潜意识中，一旦积累到一定程度，便不可控制地爆发出来。

有些负面情绪还能引起身体上的疾病，比如我们知道忍气吞声的人易患癌症。

真实表达自己还有助于让别人了解你的感受，使问题更快得到解决。真实让你变得有血有肉，充满活力，别人会更愿意向你走近。

二、灵活原则

仅有真实是不够的，还需要根据场合灵活地去表达。比如大家在一起进餐，你恰巧患胃炎，那么你可以表达自己不舒服，但最好别说你想呕吐；或者遇上公司裁员，你是“幸运儿”，你可以把喜悦的心情和家人分享，但必须要照顾到被解雇同事的情绪。

一般来说，越成熟的系统越灵活，它代表着你对自己的情绪表达有着创造性的控制权，不被情境或者残留的幼年规则所左右。

三、就事论事原则

不要肆意发泄或者偃旗息鼓，因为那样就好比多大的石头就激起多大的浪花，你的情绪表现与所发生的事情相匹配。那么大多数人就能够理解和接受，不会节外生枝。而不符合当下情境的情绪反应，无论是过分还是不足，都会引起周围人的好奇，甚至多心。那牵涉出来的麻烦会引起你新一轮的情绪反应。

能够就事论事，也就说明你可以把现在和过去区分开来，你是理性和成熟的，而非情绪化和神经质的。

有了基本原则，就开始学习接管我们的情绪系统了。当然，多年的习惯一时无法改变。改变的关键，除了要有改变的意愿外，还要学会对情绪有细致入微的觉察。知道你现在怎么了，找到你该怎么做的方法。

第一，我现在是什么情绪？只有当我们认清自己的情绪，接纳自己的情绪，尊重自在的感受，才有机会掌握情绪，也才能为自己的情绪负责，而不会被情绪所左右。

有些朋友已经分不清自己的真实感受了，那就说明他的情绪系统已经失控很久了，所以这个练习需要很长时间才能够对自己的情绪敏感。认识情绪是认识自我的重要途径。

第二，我为什么会有这种感觉？它是当下的体验呢，还是历史遗留的情绪？

找出引发情绪的原因，我们才能实施策略。

区分过去与现在的感受更需要对内心世界有敏锐的洞察，有时甚至需要借助心理咨询师的专业知识，帮助你清理内心的垃圾，而不被潜意识的冲突所左右。

这里还有一个小偏方可以推荐给大家使用，在心情烦躁、情绪失控的时候，边深按百会穴边深呼吸。百会穴位于头顶正中线与两耳尖连线的交点处。首见于《针灸甲乙经》，归属督脉，别名“三阳五会”。《采艾编》云：“三阳五会，五之为言百也”，意为百脉于此交会。百脉之会，百病所主，故百会穴的治症颇多，为临床常用穴之一。

对于各种原因导致的以“动”和亢进为主的病变，选用百会穴具有使“动者可静”之功效。根据阴阳理论，人体是由阴阳二气组成的。阳主动，阴主静；阳主升，阴主降。阴阳二气的不断升降协调转化，才有人的正常生理活动。百会穴位于人体最高处，又为手足三阳经与“阳脉之海”———督脉的交会之处，所以此穴为人体阳气盛极之处。根据“重阴必阳、重阳必阴”以及相辅相成的原理，百会穴当具有良好的镇静安神、熄风定惊的功效。

现代研究表明，刺激百会穴能够使患者血液流变学的各项指标得到改善，使脑组织细胞有一定恢复。对大脑皮层中枢生物电活动有良好的调节作用。人在烦躁时的脑组织含氧及血流量明显降低，而刺激此穴后可改善脑组织氧合血红蛋白饱和度及血流量，从而达到通络静气的效果。

综上所述，经常按摩百会穴并且不断地自我反省，一定会远离暴躁的。

别让“电话恐惧症”阻碍你的职场前景

症状：电话恐惧症

妙方：每次给别人打电话之前，先打个“草稿”，把要说的内容用笔写在纸上，内容越全面越好，比如那个人的称呼，你找他的原因，你打这个电话需要达成的目的等。然后电话接通之后照着写下的内容慢慢说。

医理：心理学表明，目的明确地做事，就不会被其他心理因素干扰。

生活中有很多东西是人们所恐惧的，如黑暗、老鼠、蛇等，而电话这种在现代社会中几乎是不可缺少的联络工具，也成了一些人的恐惧对象，一打电话就会紧张焦虑，说不出话，害怕接电话，害怕打电话。

刚当上办公室主任的张女士对于公务电话本能上有一种抵触。有些工作是需要电话沟通的，比如约见客户、询问领导的意见和协调部门运作之类的事情，打个电话其实挺方便的，但她总是能拖就拖，要说她的工作态度消极，想想也不是。她创意不错、人缘不错，挺胜任自己的工作。为什么她总是回避打公务电话呢?

和张女士不同，做销售的李欢接电话还好，但不喜欢打电话，能发邮件就发邮件，要么传真，要么QQ或MSN联系，可是如果你觉得她内向、不善言谈就错了，她在和客户面对面交谈的时候一点心理障碍也没有，表现得好极了。

最严重的是灵风，每次打电话前先挣扎半天，包括给父母，终于肯打电话时，拿起电话不想按键；终于按键以后，又希望电话没有人接听；电话接通后，立即舌头打结，发音严重错误；放下电话，有虚脱的感觉，心跳极度加速、手脚酸软及颤抖、头痛及头晕、口齿不清、冒汗、呼吸不顺畅，电话“嘟……嘟……”响着，每一下都重重地敲在她的心窝，沉重的压迫感向她袭来。

打电话是我们必不可少的交流方式，假如有电话恐惧症就要努力克服，以免影响正常生活。对于不愿意接电话的人来说，电话也许总是带来坏消息，比如孩子生病、家中有事、单位加班等；而不愿意打电话则很可能是害怕被拒绝；一般情况下，被逼到必须打电话的时候还是会打的，但是如果和灵风一样会出现身体反应就要去看医生了，必要时可能需要借助药物。这里给大家推荐个小诀窍，具体做法是每次给别人打电话之前，先打个“草稿”，把要说的内容用笔写在纸上，内容越全面越好，比如那个人的称呼、你找他的原因、你打这个电话需要达成的目的等。然后电话接通之后照着写下的内容慢慢说。

人在情况明朗的社交环境中，最容易作出正确决定，面对面交流，除了声音以外，还有面部表情、身体姿态、环境等因素可以帮助你判断，而电话中很多情况不明，可控制因素变少，人往往采取保守的态度。而电话的另一方，就是一个情况不明的“未知”。因此作为主动期望用电话联系的一方，就会对未知的人际环境产生顾虑和猜测：对方若是正在忙怎么办？对方对我的意见不感兴趣怎么办？对方若是正在气头儿上怎么办？对方拒绝我怎么办？尤其当电话是打给重要客户或上司时，这种潜在的忧虑更让人犹豫不决，生怕时机不对，撞在枪口上。

另外，性格因素，如偏幼稚、胆小、害羞、依赖性强的人更容易出现这些问题。

如果以前没有这些问题，可以回想一下到底从什么时候开始出现这种现象的？最好能认真地回忆一下：是所有的来电都让你说不出话来，还是当你听出对方的性别或听出对方是谁的时候才这样？打电话也一样，对不同的谈话对象有所不同，还是无论给谁打电话都是这样？

如果你能回忆起一些相关的事情，就能找到原因并有针对性地加以解决。

第八章

职场形象妙方

去头屑的好方法

症状：头皮屑

妙方：先把生姜切片，入锅煮沸，待水不烫时适量加醋，再加水洗头。

药理：醋有杀菌消毒的作用，而姜对马拉色菌来说是最大的克星，此外，姜所特有的刺激性还能扩张头皮下的血管，增加发根毛囊的血流供应，使我们的头发更柔顺而富质感，可谓是一举两得。

提起头皮屑大家都不陌生，那些头皮屑多的朋友往往每天都洗头仍无济于事，既然如此，不如想办法将它彻底治愈。

一般情况下，我们都选用去屑洗发水来洗头，殊不知，凡是去屑洗发水，都含有多种化学成分，用久了头发就会干枯，干燥，所以，要想从根本上解决头屑问题，还得找个天然的去屑法。

首先，我们要搞清楚头屑是怎样产生的；原来，头皮上的细胞每日都进行新陈代谢，期间，那些死亡的细胞就会变成白色的物质，而这正是我们肉眼所见到的头屑，这也就意味着，要想完全没有头皮屑是不可能的，因为我们的头皮细胞需要不断地新陈代谢，只要生命不息，它就不会停止。而头皮屑过多，主要是由一种叫做马拉色菌的真菌引起的。众所周知，真菌是细菌里比较顽强的，比如脚气病，也是真菌所致，所以我们要花大力气消灭它。马拉色菌以头皮上的油脂为食，在此过程中，它会刺激头皮，使成片的细胞像雪花般脱落。

生姜加醋能治头皮屑，主要是因为醋有杀菌消毒的作用，而姜对马拉色菌来说是最大的克星，此外，姜所特有的刺激性还能扩张头皮下的血管，增加发根毛囊的血流供应，使我们的头发更柔顺而富质感，可谓是一举两得。

另外，再推荐给大家一个偏方，就是把上面偏方中的姜换成葱头，头屑多的朋友两个偏方可以轮流使用，这样效果会更好。

有好多朋友苦于头发干枯，这里也给大家推荐一个相关的偏方，就是用淘米水洗发。淘米水之所以能解决发质干枯、毛糙、分叉、暗淡无光的问题，其药理就在于淘米水中含有多种水溶性维生素，而水溶性维生素又最容易被头发吸收。所以用淘米水洗头发，就等于给头发补充维生素，长期使用，头发又黑又亮又干净。需要注意的一点是，最好用淘粗米的水洗头发，淘一两次的水是没有多少维生素的。

银杏果竟然能根治痤疮

症状：痤疮红肿、发炎、脓疮

妙方：取白果适量，每晚临睡前用温水将患部洗净。白果去壳，用刀切成平面，频搓患部，搓几次后用刀削去用过的部分，每次 1 ~ 2 粒白果，一般用药 7 ~ 14 次粉刺即可消失。

药理：现代研究表明，白果对多种类型的病菌均有不同程度的抑制作用，果肉的抗菌力较果皮更强。果肉中含有的银杏酸对痤疮丙酸杆菌具有较强的抑制及杀灭作用；白果内酯是天然的血小板活化因子受体拮抗剂，对其诱导的皮肤炎症反应有明显的抑制作用，可促进受损肌肤的愈合。

痤疮是一种多因素引起的疾病，在有遗传因素的条件下，雄性激素分泌增多和毛囊口内的痤疮棒状杆菌等微生物的作用是痤疮发病的两个主要因素。人体皮脂腺的发育与皮脂分泌直接受雄性激素的支配，青春期由于雄性激素水平显著提高，刺激皮脂腺，使皮脂分泌功能异常活跃，皮脂大量分泌，使皮肤油光发亮，毛囊口亦随之扩大，由于毛囊皮脂腺导管或毛囊口的角化堵塞，过多的皮脂不能及时排出，淤积在毛囊内形成脂栓，即所谓的粉刺。痤疮棒状杆菌所产生的溶脂酶、蛋白分解酶及透明质酸酶可分解皮脂中的三酰甘油酯，成为游离脂肪酸，它能破坏毛囊壁，使毛囊内含物进入和刺激真皮及毛囊周围组织，引起毛囊皮脂腺周围炎症反应，导致一系列痤疮症状。一部分脓疱是由于毛囊虫寄生或白色葡萄球菌的继发感染导致的。

当人感到厌烦、紧张、心情不好时体内就会分泌荷尔蒙，肌肤的循环机制也会被打乱。导致免疫力下降，从而肌肤对细菌的抵抗力也会降低。所以，适当的时候可以进行一些体育锻炼以及户外活动等，在一定程度上减轻一些生活压力。另外，肌肤的干燥化也是青春痘的形成原因。因为肌肤水分不足，过于干燥，为了润泽肌肤，反而会分泌过多的油脂，造成容易产生青春痘的肤质。

治疗痤疮最有效的偏方是使用银杏的果实，又称白果。

白果是我国著名干果之一，同时也是一味功效卓著的中药。据《本草纲目》记载：白果“熟食温肺、益气、定喘嗽、缩小便、止白浊；生食降痰、消毒杀虫”。

中医常用银杏果治疗支气管哮喘、慢性气管炎、肺结核、白带增多、淋浊、遗精等疾病。现代医学研究表明，白果含有银杏酸、白果酚、五碳多糖、脂固醇等成分，具有通畅血管、改善大脑功能、延缓大脑衰老、增强记忆力、治疗脑供血不足等功效。白果中的黄酮甙、苦内酯对脑血栓、高血压、高血脂、冠心病、动脉硬化等疾病还具有预防和治疗效果。经常食用白果，还可以滋阴、养颜、抗衰老，扩张微血管，促进血液循环，使人的肌肤、面部红润，精神焕发。

除了上述临床功效以外，白果还有治疗粉刺、美白皮肤的作用。现代研究表明，白果对多种类型的病菌均有不同程度的抑制作用，果肉的抗菌力较果皮更强。果肉中含有的银杏酸对痤疮丙酸杆菌具有较强的抑制及杀灭作用；白果内酯是天然的血小板活化因子受体拮抗剂，对其诱导的皮肤炎症反应有明显的抑制作用，可促进受损肌肤的愈合。

白果治疗粉刺的方法很简单。只需取白果适量，每晚临睡前用温水将患部洗净。白果去壳，用刀切成平面，频搓患部，搓几次后用刀削去用过的部分，每次 1 ~ 2 粒白果，一般用药 7 ~ 14 次，粉刺即可消失。

脚气很好治，就看怎么治

症状： 脚气

妙方： ① 选用口腔溃疡散，把脚部清洗后，可用消毒棉签蘸药涂于患处。也可将口腔溃疡散与婴儿霜混合，涂于患处，连续治疗 3 天就可治愈。

② 生姜 2 两，食盐 1 两，适量加水煮沸 10 分钟，等温度降下来后再加 2 两陈醋，然后泡脚 30 分钟，一般 7 天以后会见疗效，21 天后会告别脚气，再接着用 2 周，就可以彻底告别脚气。

药理： ① 口腔溃疡散的主要成分为青黛。青黛醇浸液在体外对炭疽杆菌、肺炎杆菌、志贺氏痢疾杆菌、霍乱弧菌、金黄色和白色葡萄球菌皆有抑制作用。

② 偏方里的生姜、食盐和醋都有杀死真菌的作用。

脚气是一种极常见由皮肤癣菌所引起的皮肤病。足部多汗潮湿或鞋袜不通气等都可诱发本病。成人中 70% ~ 80% 的人有脚气，只是轻重不同而已。常在夏季加重，冬季减轻，也有人终年不愈。现介绍一种廉价有效的方法，不仅效果显著，而且使用纯中药，天然无毒副作用。

选用口腔溃疡散：把脚部清洗后，可用消毒棉签蘸药涂于患处。也可将口腔溃疡散与婴儿霜混合，涂于患处，连续治疗 3 天就可治愈。

口腔溃疡散用于根治脚气，安全、无毒、高效、价廉，更适用儿童及老人脚气的治疗。

口腔溃疡散的主要成分为青黛。青黛醇浸液在体外对炭疽杆菌、肺炎杆菌、志贺氏痢疾杆菌、霍乱弧菌、金黄色和白色葡萄球菌皆有抑制作用。

达克宁是治疗脚气最有效的西药，但美中不足的是，只能治标不能治本，过一个星期或是十多天可能又会发作，而且是“道高一尺魔高一丈”。所以，为了不再让脚发痒，我们应该选用中药。除了上面的老偏方，下面再给大家介绍一个偏方。

这个偏方用的都是我们很容易买到的食材。具体做法是：生姜2两，食盐1两，适量加水煮沸10分钟，等温度降下来后再加2两陈醋，然后泡脚30分钟，一般7天以后会见疗效，21天后会告别脚气，再接着用2周，就可以彻底告别脚气。需要注意的是，一旦开始用此方，必须坚持到底。

下面我们来说说偏方的药理。其实，偏方里的生姜、食盐和醋都有杀死真菌的作用，现在，很多朋友洗菜或洗水果都喜欢撒点盐，就是这个道理——不仅洗得干净，而且能迅速杀菌。我们将三种杀菌的食材放在一起，是为了增强它们的杀菌效果。对于那些脚气比较严重或者是患病已久的朋友，可以连续泡两个月，之后一定会药到病除。

另外，这个偏方也适用于脚臭，因为脚臭也是由于细菌在脚上不断分解汗液所造成的，杀死细菌，也就不会有分解物散发出的味道了。

扁平疣招人烦，蒲公英来相助

症状：扁平疣

妙方：鲜蒲公英适量，洗净后揉成团，反复涂擦患处，每次10分钟。14日为一疗程。

药理：现代药理研究证实，蒲公英对多种致病菌和某些真菌有较强的抑制和杀灭作用。所以，用此法外擦，一般1～2个疗程即可见效。

扁平疣是由人类乳头状瘤病毒所引起的表皮良性赘生物，好发于面部、手背及前臂等处，偶有微痒，皮损为帽针状至绿豆或稍大的扁平光滑丘疹，呈圆形、椭圆形或多角形，质硬，正常皮色或淡褐色。该病毒主要由直接接触传染，也可通过污染器物感染损伤皮肤而间接传染，中医认为多由肌肤腠理不密、风热邪毒侵入体内，或体内肝虚血燥、筋气不荣、热毒外发郁积皮肤而发病。扁平疣不但影响美观而且具有传染性。一旦在人出现感冒、发热、精神创伤、过度劳累、月经期或内分泌失调等抵抗力降低的情况下，体内潜伏的疣病毒则可骤然发病，出现较多疣疹。这里为大家介绍一个治疗扁平疣的老偏方，那就是蒲公英。

蒲公英又称黄花地丁、凫公英，为菊科植物，蒲公英带根的全草，性寒，味苦甘，含有蒲公英甾醇、胆碱、菊糖和果胶等成分，具有清热解毒功效。现代药理研究证实，蒲公英对多种致病菌和某些真菌有较强的抑制和杀灭作用。所以，用此法外擦，一般 1 ～ 2 个疗程即可见效。

如果有的朋友不方便采集新鲜蒲公英，还可以使用我们接下来介绍的第二个老偏方，那就是大蒜。方法很简单，将个头大的蒜瓣切成薄片，敷在患处，再用创可贴将其牢固，每天早、中、晚换 3 次新蒜片，而创可贴可以重复使用，不必反复更换。一般经过 10 天，扁平疣就可彻底被消除。

下面我们来看此偏方的药理。原理很简单，我们经常食用的大蒜里含有大蒜油、大蒜素等成分，而这两种成分在医学上是专门用来杀死细菌和病毒的，同时，我们也知道，大蒜被称做土地里的青霉素，在杀菌的同时可以提高人体的免疫力，对我们抵抗疾病有很大的帮助，因此，可谓是一举两得。需要注意的是，大蒜有一定的刺激性，有些患者刚开始可能不习惯，但是，不要因此而放弃用药，皮肤对每一种刺激都有一个适应过程，用上一两次就不会再产生排斥感了，当然，对于那些非常不喜欢大蒜的人，完全可以使用我们给出的第一个偏方，因为蒲公英是没有任何刺激性的。

不管使用哪种偏方，只要坚持按时用药，就会在有效的时间内药到病除。

艾叶菊花治汗斑，那叫一个棒

症状： 汗斑

妙方： 用艾叶和菊花熬水洗澡，每天1次，1周为疗程。

药理： 艾叶和菊花都有抗菌的作用，对于常见的金黄色葡萄球菌、大肠杆菌、肺炎双球菌、表皮葡萄球菌、白念珠菌等均有明确的抑杀作用，甚至对一些病毒、螺旋体也有抑制作用。每日洗澡时用来清洁皮肤，真菌就没有落脚的地方了。

夏天天气炎热，人们容易出汗，在出汗的时候，有一种病菌容易侵犯人们的皮肤，由于这种病菌喜欢温暖和潮湿的环境，而且有嗜汗的特点，因此，往往容易引起一种皮肤病，医学上叫“花斑癣”，人们叫它“汗斑”。

此病病程缓慢，多年不愈，夏重冬轻，无自觉症状或微痒。致病菌系一种嗜脂性酵母，称为卵圆形糠秕孢子菌或正圆形糠秕孢子菌。此菌是正常皮肤的腐生菌，仅在某些特殊情况下如高温高湿、局部多脂多汗、卫生条件不佳等情况下由腐生酵母菌转化为菌丝型方可致病。不过，此菌仅侵犯角质层浅层，不会引起真皮的炎症反应。祖国医学认为，此乃风湿侵肤，由气血凝滞所致。

预防花斑癣最好的方法是保持皮肤清洁卫生，出汗后，要及时清洁汗渍。入夏后经常使用肥皂之类的表面活性剂去除皮肤上的汗渍和油腻，有利于防止汗斑。

一般来说，花斑癣在秋凉后可以自行消退，但也容易留下色素减退斑，来年热天还会复发。如何预防这恼人的汗斑呢？其实中药浴对预防花斑癣有很好的效果。常用的有艾叶浴、薄荷浴等，方法非常简单，用上述的中药熬水洗澡，每周1次即可。

艾叶和菊花都有抗菌的作用，对于常见的金黄色葡萄球菌、大肠杆菌、肺炎双球菌、表皮葡萄球菌、白念珠菌等均有明确的抑杀作用，甚至对一些病毒、螺旋体也有抑制作用。每日洗澡时用来清洁皮肤，真菌就没有落脚的地方了。

蛋清治疮疖，一下就搞定

症状：疮疖

妙方：取1个新鲜鸡蛋，放在浓盐水里浸泡20分钟，然后打一个小孔，在患处将蛋清倒上去，或者是用脱脂棉蘸上蛋清敷在患处，再以胶布固定。3天后，病状就会消失。

药理：新鲜蛋清中含有溶菌酶，它是一种专门破坏细菌细胞壁的物质，只要量足够大，细菌在它的包围下就会很快死去。同时，蛋清可拔脓排脓，拔毒外出并清除异物，迅速改善创面周围组织的微循环，增快局部血流，促进残存上皮细胞组织生长，促使阻滞的神经畅通，使气血流畅，修复疏通被破坏的毛细血管及微循环而消肿止痛，达到消除炎症、促进痊愈的目的。

皮肤化脓性感染是由于细菌侵入人体皮肤而发生的炎症反应，局部可出现红、肿、热、痛和功能障碍，严重时细菌及毒素进入血液循环可引起毒血症或败血症，患者可出现全身反应如体温增高、脉快、乏力、食欲缺乏等。其中，疖是皮脂腺化脓引起的感染，痈是多数毛囊、皮脂腺的急性化脓性感染，急性蜂窝组织炎是皮下及其周围组织的化脓性炎症，丹毒是皮肤黏膜中的浅表淋巴管网的症状，急性淋巴管、淋巴结炎是由于其他化脓性感染引起的周围淋巴管、淋巴结的炎症，脓肿是软组织化脓后积聚在脓腔中形成的。伤口感染是细菌在

体内大量繁殖的结果，脓是机体组织炎症过程中形成的浓稠或稀薄的渗出物，其中包含变性、坏死的白细胞、细菌、坏死组织碎片和渗出的组织液。按现代西医的研究来说，就是金黄色葡萄球菌感染引起的。

西药百多邦（莫匹罗星）可治疗此病。如果不方便用西药或一时买不到百多邦（莫匹罗星），可以使用我们下面介绍的偏方。具体做法是：取 1 个新鲜鸡蛋，放在浓盐水里浸泡 20 分钟，然后打一个小孔，在患处将蛋清倒上去，或者是用脱脂棉蘸上蛋清敷在患处，再以胶布固定。3 天后，病状就会消失。其药理在于，新鲜蛋清中含有溶菌酶，它是一种专门破坏细菌细胞壁的物质，只要量足够大，细菌在它的包围下就会很快死去。同时，蛋清可拔脓排脓，拔毒外出并清除异物，迅速改善创面周围组织的微循环，增快局部血流，同时能促进残存上皮细胞组织生长，促使阻滞的神经畅通，使气血流畅，修复疏通被破坏的毛细血管及微循环而消肿止痛，达到消除炎症而痊愈的目的。

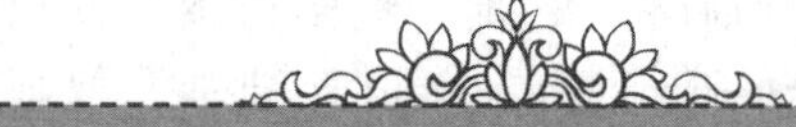

“少白头”是心病，有了这招不用愁

症状：少白头

妙方：取首乌 10 克，熟地 10 克，甘草 10 克，以开水浸泡当茶饮，每两天换一次新药，连服半年。

药理：头发的生长和色泽变化，与五脏六腑的机能盛衰息息相关。若脏腑机能旺盛，阳气精血充盈，毛发得到充分濡养则黑润秀美，不易脱失。首乌中含有蒽醌衍生物，它对体内的酪氨酸酶活性有显著的促进作用，而熟地又是补肾的上品，再加上甘草对脾胃的调养，正是对付白发的良方。

头发的颜色主要是由人体的色素细胞决定的，像亚洲人，体内的黑色素占

主导，所以头发是黑色的，而欧美国家的人，体内的褐色素占主导，所以头发有的是金黄色，有的是咖啡色，有的是红色。正常情况下，人的头发会随着年龄的增大而逐渐变白，这是因为色素细胞随着年龄的增长而逐渐死亡。但是，也有的人先天的基因决定了他们的色素细胞会过早死亡，不能再产生色素，所以年纪很轻头发就白了。由于目前医学界对这种遗传现象的机理还不明确，所以基本没有有效的治疗方法。

还有，营养的缺乏也可以导致头发早白，如长期缺乏维生素 B_1、维生素 B_2、维生素 B_6 和维生素 A 等，可使毛发色素颗粒减少；某些微量元素的失调，如铜少、镍多也可使毛发变白；头皮局部血液循环障碍，使毛乳头营养供给减少，影响色素细胞生成色素颗粒，也会使毛发变白。

此外，一些慢性疾病，如结核、恶性肿瘤、胃肠病等长期消耗，造成体质衰弱，营养不良，使头发得不到足够的营养，头发就容易变白。还有一些皮肤病，如白癜风等，患者的头发也会早白。不仅如此，内分泌失调，如胸腺水平下降、性腺功能减退等也是使头发早白的因素之一。

对于遗传性的少白头，如果真的觉得白发影响容貌，也可适当染发，只要一年不超过两次，染的时候尽量不选择太深色的染料，并且注意方法，一般不会对健康造成太大的威胁。城市白领早生华发，也不必过分烦恼，否则，可能造成恶性循环，会产生更多白发。应对之策除了染发保持形象外，针对有些非遗传性早生白发问题，只要注意饮食调理、精神放松、疾病诊治、头部保健，采用中医的补血、补肾之法，对预防和改善头发变白是有一定效果的。既然精神因素会影响头发中黑色素的生成，大家不妨对生活持乐观态度，不要让不良情绪占据太多时间。应该学会心理保健和调节之法，养成有规律的生活习惯，既要会工作会学习，也要会娱乐，做到劳逸结合，力求心情舒畅，避免精神危机。如果实在太纠结，也可请心理医生帮忙。

此外，在饮食上多加注意，保持营养摄入平衡，防止微量元素缺乏。科学研究证明，维生素中的烟酸、胡萝卜素等，对形成色素及其新陈代谢有重要影响。如果它们在吸收、贮藏、利用等方面出现障碍或大的变化，头发会失去营养，青丝会变成白发。所以，日常饮食中，千万不能长期缺少摄入含维生素 B_1、B_2、B_6、烟酸等一类的食物。某些微量元素，如铜、铁等的缺乏也能使头发变白。因此，为了防止出现“少白头”，平常要多吃些富含维生素的豆类、谷类、蔬菜、瓜果等，注意多摄入富含酪氨酸的食物，如鸡肉、瘦牛肉、兔肉等，以全面摄取生成黑发的营养素。含铁多的食物有动物肝脏、蛋类、黑木耳、海带、大豆、芝麻酱等；含铜多的食物有动物肝脏、肾、虾蟹类、硬果类、杏干和干豆类等，要适量食用。

这里有个老偏方曾治好了不少“少白头”，大家可以尝试一下。具体做法是：取首乌 10 克、熟地 10 克、甘草 10 克，以开水浸泡当茶饮，每两天换一次新药，连服半年，头发会全部转黑。其药理在于，头发的营养来源于血，如果头发变白或脱落，多半是因为肝血不足，肾气虚弱。“肝主藏血，发为血之余”，“肾主藏精，其华在发”，“心主血脉，肺主皮毛”。“脾为气血生化之源”。也就是说，头发的生长和色泽变化，与五脏六腑的机能盛衰、阳气精血的温煦濡养息息相关。若脏腑机能旺盛，阳气精血充盈，毛发得到充分濡养则黑润秀美，不易脱失。相反，若先天不足，后天失养，脏腑机能虚弱，气血阴阳亏虚，无以充养毛发则白发早生，稀疏易折。而其中与脾、肾、肝的关系更为密切。凡先天不足、肾精亏虚、髓少失充者，或性情急躁、血热偏盛、伤阴耗血者，或忧愁思虑、脾失健运、气血乏源者，或劳神过度、失眠多梦、肝血暗耗者，皆可伤及五脏，虚损气血，使毛发失养而早白。而首乌中含有蒽醌衍生物，它对体内的酪氨酸酶活性有显著的促进作用，酪氨酸酶正是黑色素生成的根本，而熟地又是补肾的上品，再加上甘草对脾胃的调节，正是防止“少白头”的良方。

另外，预防少白头要按摩头皮勤梳头。医理在于，头皮局部血液循环障碍，会使毛乳头营养供给减少，影响色素细胞生成。所以，要让头皮血液循环活起来，可坚持在早起后和临睡前用食指与中指在头皮上画小圆圈，并揉搓头皮，先自前额经头顶到枕部，再从额部经两侧太阳穴到枕部，每次 2 ～ 4 分钟，每分钟来回揉搓 30 ～ 40 次，以后逐步延长到每次 5 ～ 10 分钟。头皮按摩法可加速毛囊局部血液循环，使毛乳头得到充足的血液供应，细胞活性增强，有利于分泌黑色素使头发变黑。勤梳头也是一种物理按摩法。隋代医学家巢元方在他的《诸病源候论》中认为，白发的根源是身体虚弱营养不良，故有“千过梳头发不白”的说法。勤于梳头，无疑能加速血液循环，增加毛乳头的营养，从而达到防止头发变白的效果。

黄连巧治酒糟鼻

症状：酒糟鼻

妙方：取黄连3克加水煎汤服用。也可将黄连研成细末备用，取大米或小米50克，再加适量水煮沸，取1.5克黄连末放入杯中，加入煮沸的米汤约100毫升，加盖闷3分钟即成。早晚各1次，空腹饮用。需要说明的是，用米汤冲泡黄连末优于用水直接煎服，这是因为米汤可顾护胃气，防止黄连苦寒伤胃。

药理：中医认为酒糟疹色发紫发红，发生于鼻部或鼻部沟侧，乃肺、胃之所，多由肺热受风或气血热盛生风所致，治宜宣肺气、化滞血，行营卫流通，以滋新血，乃可得愈。黄连是杀死幽门螺杆菌的最好药物，而此菌能引起各种胃病，是治病的源头。清火的前提也是将此菌灭掉，不然无法治本，而黄连正好有此作用。

酒糟鼻是一种主要发生于面部中央的红斑和毛细血管扩张的慢性皮肤病，因鼻色紫红如酒渣，故名酒渣鼻。中医认为酒糟疹色发紫发红，发生于鼻部或鼻部沟侧，乃肺、胃之所，多由肺热受风或气血热盛生风所致，久之皮损呈紫红色，且有肝气抑郁之症，乃是肝郁气滞，经络受淤血阻滞所致。

肺开窍于鼻。鼻是气体出入的通道，与肺直接相连，所以称鼻为肺之窍。鼻的通气和嗅觉作用，必须依赖肺气的作用，肺气和畅，呼吸调匀，嗅觉才能正常，所以说“肺气通于鼻，肺和则鼻能知香臭矣”（《灵枢·脉度篇》）。鼻为肺窍，因此鼻又成为邪气侵袭肺脏的道路。在病理上，肺部的疾病，多由口鼻吸入外邪所引起。肺气正常，则鼻窍通利，嗅觉灵敏；若肺有病，则可出现鼻塞、流涕、嗅觉异常，甚则鼻翼扇动、呼吸困难等症。故临床上可把鼻的异常表现，作为推断肺病变的依据之一。在治疗上，鼻塞流涕、嗅觉失常等疾病，又多用辛散宣肺之法，如针刺耳部肺穴可治鼻息肉、慢性鼻炎等疾病就是根据“肺开窍于鼻”这一理论为指导的。

《医学心语·首卷》指出：“鼻头色青者，腹中痛；微黑者，有痰饮；黄色者，为湿热；白色者，为气虚；赤色者，为肺热；明亮者，为无病也。”因此，当肺气虚时可见鼻头发白，此属卫气不能宣发于肌表，腠理不固，寒邪凝聚鼻窍，津液停滞，出现黏膜肿胀色淡，阵发性喷嚏、涕清稀等，此为肺气虚寒症也。

由此看来，用黄连清胃火治疗酒糟鼻，完全符合中医的医理。

现代研究还表明，黄连是杀死幽门螺杆菌的最好药物，而此菌能引起各种胃病，杀死它是治病的源头。清火的前提也是将此菌灭掉，不然无法治本，而黄连正好有此作用。

凡出现上述胃火炽盛者，可取黄连3克加水煎汤服用，也可将黄连研成细末备用，取大米或小米50克，加适量水煮沸，取1.5克黄连末放入杯中，加入煮沸的米汤约100毫升，加盖闷3分钟即成。早晚各1次，空腹饮用。需要说明的是，用米汤冲泡黄连末优于用水直接煎服，这是因为米汤可顾护胃气，防止黄连苦寒伤胃。

素有胃热，再加上不良情绪的刺激，将导致肝气不舒，进一步伤及脾胃，表现为反酸、胃中嘈杂、恶心者，可取黄连5克，吴茱萸3克，柴胡10克，加水煎煮之后服用，以清肝胃之热。

同时，可在患处涂抹用生姜和盐煮好的溶液，它们能杀死各种细菌和真菌，对酒糟鼻帮助不小。如果酒糟鼻到后期长出了肥厚的鼻赘或者是引起了鼻部明显的血管扩张，那就赶紧去医院手术治疗吧。

枸杞治口干，效果不一样

症状：口干

妙方：咀嚼枸杞。健康的成年人每天吃 20 克左右的枸杞比较合适；如果想起到治疗的效果，每天最好吃 30 克左右。

药理：枸杞可以生津。

日常生活中，人们一旦口干，便通过饮水解渴。殊不知，经常性的口干很可能是患了某些疾病，常见的原因有口腔疾患：如上下牙对合不好、鼻中隔偏歪、下鼻甲肥大、鼻息肉等。这些人经常张口呼吸，口腔内气体呼进呼出，带走较多的水分，致使口干。还有慢性肺病：肺气肿、慢性支气管炎等，特别是一些老年人，他们的肺功能一般较差，机体缺氧严重，因而常进行张口的代偿性呼吸，一旦肺功能有所改善，口干症状便可缓解。最后就是维生素 B_2 缺乏：当机体缺乏维生素 B_2 时，也会引起口干，同时还会引发口角溃疡、咽干、舌体溃疡。

中医学上称口干为阴虚。人分为阴阳，阳代表身体的机能，阴则代表体内的液体，包括血液、唾液、泪水、内分泌及精液。若阴分不够，便会出现口干、鼻子干、皮肤干的现象。这情况单靠多喝水于事无补，一定要从养阴入手，才能滋润整个人。另外，阴阳是讲求平衡的，若身体燥热，阳火上升，相对阴分就会更加不足。阴虚的人除干以外，多半精神不振、容易疲累、心血不足、四肢冰冷、记忆力减退等。治疗时必须先清热降阳火再养阴。

饮食方面，天然的食物如蔬菜、水果含有大量水分，可补充人体所需，但精制的食品则没有水分，因此应尽量避免进食。另外，口干舌燥者少吃红糖。

红糖，也叫“黑糖”“褐糖”，含有较多的铁、钙、钾、镁等矿物质，具有很高的营养价值，而且有利于人体内酸碱平衡。中医认为，红糖有活血散瘀、温中散寒等作用，但是红糖性温，经常上火、口干舌燥的人应当少吃。

这里有个偏方很管用，就是咀嚼枸杞。药理在于枸杞可以生津。生津是口腔中分泌出唾液。在中国传统的养生中，唾液是无上宝贵，有延寿浆之美誉。就以现在医学知识，唾液中含有多种有助益身体成分，尤其在促进消化，增强养分吸收功能，有着很大的作用。口中生津一方面可以解渴舒顺，另一方面可以滋润自己的生命。健康和生命力旺盛的人，口腔唾液都很充足。时时有感口干舌燥，喉头紧锁，身体必定是出了问题。

任何滋补品都不要过量食用，枸杞也不例外。一般来说，健康的成年人每天吃20克左右的枸杞比较合适；如果想起到治疗的效果，每天最好吃30克左右。现在，很多关于枸杞毒性的动物实验证明，枸杞是非常安全的食物，里面不含任何毒素，可以长期食用。

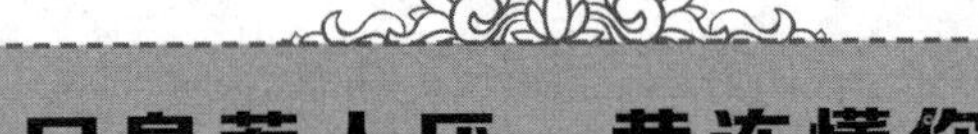

口臭惹人厌，黄连懂你心

症状：口臭

妙方：取黄连5克，用开水浸泡，早晚各1次，当然也可以加点红糖，这样就不会太苦。在饮服黄连水的同时，也可以吃点健胃的食品，如山楂和白萝卜，它们都是理气的上品。

药理：当胃火上升或是被幽门螺杆菌感染时，食物在胃中就很难被消化，时间一长就会腐化，腐臭之气上犯于口，人自然就会产生口臭。所以，我们的治疗原则应该是降火。前面文章中已经提过，黄连降火比什么都管用，因为它能彻底杀死幽门螺杆菌。

据统计，80% ~ 90% 的口臭是来源于口腔。口腔中有未治疗的龋齿、残根、残冠、不良修复体、不正常解剖结构、牙龈炎、牙周炎及口腔黏膜病等都可以引发口臭。其中龋齿和牙周疾病又是最常见的相关疾病。深龋窝洞内、不良修复体悬突下常残存食物残渣和菌斑，细菌经过发酵分解，产生臭味。牙髓坏死或化脓性牙髓炎，未经治疗也可发引发臭味；牙周病患者常伴有大量的牙石、菌斑，牙周袋内细菌发酵产生硫化氢、吲哚和氨类，因而引发臭味。另外，牙周脓肿和牙周袋溢脓，多为金黄色葡萄球菌合并牙周致病菌感染，也会引发臭味。唾液的质和量也起到重要作用。唾液量的减少、蛋白质等有机成分的增多降低了唾液的冲刷作用和缓冲作用，使细菌大量繁殖，分解唾液、龈沟液及食物残渣中的有机成分，产生大量的挥发性硫化物、吲哚等物质，引起口臭。

口腔邻近组织疾病如化脓性扁桃体炎、慢性上颌窦炎、萎缩性鼻炎等，可产生脓性分泌物而引发臭味；临床上常见的内科疾病如急慢性胃炎、消化性溃疡出现酸臭味；幽门梗阻、晚期胃癌常出现臭鸭蛋性口臭；糖尿病酮症酸中毒患者可呼出丙酮味气体，尿毒症患者呼出烂苹果气味。另外，白血病、维生素缺乏、重金属中毒等疾病均可引起口臭。

而健康人的口臭可能由于不良的口腔习惯和口腔卫生造成舌背的菌斑增多、增厚。由于舌背的表面积大，有许多乳头、沟裂和凹陷，有利于细菌、口腔黏膜脱落上皮、食物残渣等的滞留，充当“细菌储藏室”，有利于口臭的产生。有研究表明，口臭程度、挥发性硫化物的量与舌苔厚度及面积均存在正相关关系，其中与舌苔厚度的关系更为密切，清除舌苔后挥发性硫化物减少。这可能因为舌苔越厚，越易形成厌氧环境，越利于厌氧菌的生长，从而也越利于挥发性硫化物的产生，导致口臭。

口臭并不可怕，只要查明原因是可以治疗的。首先考虑口臭是口源性还是非口源性，对于不能排除与口臭相关的因素，如呼吸系统疾病（鼻腔、上颌窦、咽部、肺部的感染与坏死）、消化系统疾病（胃炎、胃溃疡、十二指肠溃疡、胃肠代谢紊乱、便秘等）、实质脏器损害（肝衰、肾衰）及糖尿病性酮症、尿毒症、白血病、维生素缺乏等，则应该先对这些疾病进行局部或全身的系统治疗。

一般情况下，除了不讲究口腔卫生所引起的口臭外，最普遍的就是胃病所致的口臭了。当胃火上升或是被幽门螺杆菌感染时，食物在胃中就很难被消化，时间一长就会腐化，腐臭之气上犯于口，人自然就会产生口臭。所以，我们的治疗原则应该是降火。前面文章中已经提过，黄连降火比什么都管用，因为它能彻底杀死幽门螺杆菌，具体做法是：取黄连 5 克，用开水浸泡，早晚各 1 次，当然也可以加点红糖，这样就不会太苦。在饮服黄连水的同时，也可以吃点健胃的食品，如山楂和白萝卜，它们都是理气的上品。用黄连杀死幽门螺杆菌一般需要 2 周左右，症状改善者最好再接着饮服两周，这样可彻底治愈胃功能无法消化食物的症状。

得了红眼病，就用野菊花

症状：红眼病

妙方：用水泡野菊花 10 分钟，等到温度适宜时，用野菊花水冲洗眼睛，要彻底冲洗，争取全面接触眼球。每日 3 次，当天就能见效，坚持冲洗 1 周，红眼病会彻底治愈。

药理：野菊花是中草药中的“广谱抗生素”，对多数皮肤真菌、金黄色葡萄球菌、痢疾杆菌、绿脓杆菌、大肠埃希菌、伤寒杆菌和流感病毒等均有较强的抑制作用。具疏散风热、消肿解毒、抗感染、抗病毒、抗炎、抗氧化、镇痛的作用。另外，野菊花水提取液对心血管系统有明显的保护作用，能提高心排血量，增加心肌供氧量，保护缺血心肌的正常生理功能。

“红眼病”，医学名称为“急性结膜炎”，是一种常见的急性传染性眼疾。根据致病原因不同可分为细菌性结膜炎和病毒性结膜炎。细菌感染和病毒感染所致的急性结膜炎的临床症状相似，但流行程度和危害性以病毒性结膜炎为重。

急性结膜炎全年均可发生，以春末夏初最多见。该疾病传染性强、流行速度快，主要通过接触传染，如接触患者用过的毛巾、洗脸用具、水龙头、门把、游泳池水、公用的玩具等，甚至电脑键盘、遥控器、电话机、枕头等都有可能成为传播媒介。因此，该病常在幼儿园、学校、医院、工厂广泛传播，造成暴发流行。传染期的患者应注意隔离。此外，由于本病治愈后免疫力低，因此可重复感染。

急性结膜炎一般不影响视力，如果大量黏液脓性分泌物黏附在角膜表面时，可有暂时性视物模糊或虹视，一旦将分泌物擦去，视物即可清晰。

这里提供一个偏方，就是用野菊花水洗眼。其药理在于，野菊花是中草药中的“广谱抗生素”，对多数皮肤真菌、金黄色葡萄球菌、痢疾杆菌、绿脓杆菌、大肠埃希菌、伤寒杆菌和流感病毒等均有较强的抑制作用。具疏散风热、消肿解毒、抗感染、抗病毒、抗炎、抗氧化、镇痛的作用。另外，野菊花水提取液对心血管系统有明显的保护作用，能提高心排血量，增加心肌供氧量，保护缺血心肌的正常生理功能。具体做法为：用水泡野菊花 10 分钟，等到温度适宜时，用野菊花水冲洗眼睛，要彻底冲洗，全面接触眼睛里面。每日 3 次，当天就能见效，坚持冲洗 1 周，红眼病会彻底治愈。此外，其他关于眼睛的感染疾病同样可以用野菊花水来治疗，都能起到根治的效果。

同时，疾病初期可使用冷敷或血管收缩剂，有助于消肿褪红，缓解症状。在炎症没有得到控制时，忌用激素类药物。避免光和热的刺激，也不要勉强看书或看电视，出门时可戴太阳镜，避免阳光、风、尘等的刺激。应开放患眼，不能遮盖患眼，因为遮盖患眼后，眼部分泌物不能排出，会增加眼局部的温度和湿度，利于细菌或病毒繁殖，加重病情。

有了这个"梅花针"，面瘫不是事儿

症状：面瘫

妙方：买一个鞋刷，用浓盐水加陈醋将其消毒，然后照着脸部健康的地方不断敲打。

医理：用鞋刷治疗面瘫的医理其实类似于针灸疗法。针灸疗法中有一种针叫作梅花针，它与鞋刷类似，有无数个小尖，通过小尖不断地刺激面部穴位，同时加速血液循环，为面神经输送更多的血和营养。

中医认为，面瘫多数是当时正气不足，络脉空虚，复感风寒，并有病毒参与，在此基础上导致面神经营养血管痉挛收缩，使神经缺血，水肿，受压而中风，最终导致神经水肿，脱髓鞘及轴突变性改变，神经失去应有功能不能支配相应肌肉运动而瘫痪。按照中医理论，以单侧型为例，阳明内蓄痰浊，太阳外中于风，风痰阻于头面经络，则经遂不利，筋肉失养，故不用而缓；无邪之处，气血尚能运行，相对而急，缓者为急者所牵引，故口歪眼斜。

西医认为，多数是血栓没有完全软化，又没有完全机化，有钙盐沉着而发生钙化，在静脉内形成质地坚硬的静脉结石。其次为内囊受损、颅内出血、颅内肿瘤、感染(如耳廓带状疱疹)、耳源性疾病(如中耳炎)、肿瘤(如听神经瘤)、外伤(如碰摔伤)、中毒(如酒精)、代谢障碍(如糖尿病)、营养缺乏(如维生素B族)、免疫障碍、血管机能不全、先天性面神经核发育不全等诸多因素。本病的最常见诱因有掏耳朵、剔牙、饮酒、生气、劳累、冲风或受凉。

预防面瘫、面肌痉挛，关键还是要注意防寒，尤其是要根据气候避免寒风长久拂面；平时多进行运动，加强锻炼，提高人体的正气，"正气存内，邪不可干"，人体内正气旺盛，风邪不易侵入；还要注意保持精神愉快、睡眠时间充足；在饮食上多加注意，既可增强体质，又可增强抗病能力。如已患上面瘫，就应及时求医治疗，采用中医手段治疗应是首选，可以达到标本兼治的目的，以防留下后遗症。

面瘫的最佳治疗时间是发病后两个月，过了最佳治疗期还没有痊愈，则很容易留下面瘫后遗症，治疗将非常困难，也会给患者留下一生的痛苦。

这里介绍一个老偏方，希望大家尝试 。具体做法是：买一个鞋刷，用浓盐水加陈醋将其消毒，然后照着脸部健康的地方不断敲打。用鞋刷治疗面瘫的医理其实类似于针灸疗法。针灸疗法中有一种针叫作梅花针，它与鞋刷类似，有无数个小尖，通过小尖不断地刺激面部穴位，同时加速血液循环，为面神经输送更多的血和营养。这样坚持一周，症状就会有所改善，再坚持两周，症状将基本消失。

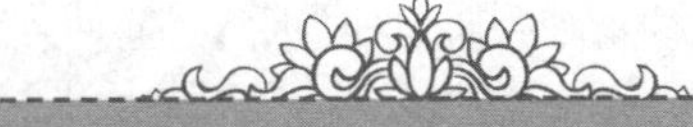

盐水冲鼻子，告别鼻窦炎

症状：鼻窦炎

妙方：用浓度为2%～3%的盐水来冲洗鼻腔，每日冲洗10次，每次3分钟，1周后会告别鼻窦炎的基本症状，4周后会痊愈，为了防止复发，应该辅助体育锻炼，增强心肺功能。

药理：浓度适宜的盐水可以消除鼻窦处的炎症，杀死多余的细菌。更重要的一点是，浓度适宜的盐水可以让鼻内的纤毛处在正常的摆动频率当中，只有当鼻纤毛摆动正常，鼻腔的免疫力才会提高，才能抵御各种病菌的入侵。

鼻窦是鼻腔周围面颅骨的含气空腔，左右共有4对，称额窦、上颌窦、筛窦和蝶窦。因其解剖特点各窦可单独发病，也可形成多鼻窦炎或全鼻窦炎。本病一般分为急性、亚急性和慢性三类，其原因很多，较复杂。急性鼻窦炎多由急性鼻炎导致；慢性鼻窦炎常因急性鼻窦炎未能彻底治愈或反复发作而形成。目前认为鼻窦炎发病的原因主要是由于各种原因引起的窦口阻塞导致鼻窦内的感染，其中鼻息肉是引起鼻窦开口阻塞的重要原因，而鼻窦的炎症刺激反过来又促进鼻息肉的生长。另外，游泳时污水进入鼻窦，邻近器官感染扩散，鼻腔肿瘤妨碍鼻窦引流，以及外伤等均可引起鼻窦炎。

正常情况下，鼻腔排毒功能保证上述细菌不超过人体可承受的数量。若遇诱发因素，如受凉、淋雨、过度疲劳等，鼻腔排毒功能降低，上述细菌得以长时间停留于鼻腔内并大量繁殖，进而引发感冒。感冒炎症长期存在则易恶化为鼻窦炎。

治疗鼻窦炎比较麻烦，即使手术治疗，也容易反弹，这里有个偏方值得大家尝试，就是用浓度为 2% ~ 3% 的盐水来冲洗鼻腔，每日冲洗 10 次，每次 3 分钟，1 周后会消除鼻窦炎的基本症状，4 周后会痊愈，为了防止复发，应该辅助体育锻炼，增强心肺功能。每当天气寒冷时，应该多揉鼻子，并且用毛巾热敷。

用盐水治疗鼻窦炎的药理在于，浓度适宜的盐水正好可以消除鼻窦处的炎症，杀死多余的细菌。更重要的一点是，浓度适宜的盐水可以让鼻内的纤毛处在正常的摆动频率当中，只有当鼻纤毛摆动正常，鼻腔的免疫力才会提高，才能抵御各种病菌的入侵。

巧用辣椒治愈过敏性鼻炎

症状： 过敏性鼻炎

妙方： 取 5 个干红辣椒，用开水煮 10 分钟，再用棉签蘸辣椒水，伸入鼻孔里涂抹。每日早中晚各 1 次，坚持 2 周即可。

药理： 辣椒里含有丰富的辣椒素，而辣椒素在鼻黏膜局部应用可选择性激活感觉神经细胞纤维末梢，作用于离子通路，使神经去极化，释放出促炎性神经肽。如长期使用辣椒素，可使神经肽耗竭，使某些酶失活、线粒体破坏，最终导致感觉功能丧失，当接触各种伤害性刺激时不再引起鼻腔过敏反应，例如鼻塞、流涕、喷嚏等各种典型症状，故又称之为化学脱敏。

鼻炎指的是鼻腔黏膜和黏膜下组织的炎症。表现为充血或水肿，患者经常会出现鼻塞，流清水涕，鼻痒，喉部不适，咳嗽等症状。鼻腔分泌的稀薄液体样物质称为鼻涕或者鼻腔分泌物，其作用是帮助清除灰尘和细菌以保持肺部的健康。通常情况下，混合细菌和灰尘后的鼻涕吸至咽喉并最终进入胃内，因其分泌量很少，一般不会引起人们的注意。当鼻内出现炎症时，鼻腔内会分泌大量的鼻涕，并因感染而变成黄色。

并不是所有人都患过敏性鼻炎，一般特定发生在具有过敏性体质的人身上。过敏性体质与基因有关，通常为遗传所致。过敏性鼻炎患者大多有过敏家族史，但近年由于工业化进程加快，大气污染加剧，使有些原本非过敏性体质的人也演变成过敏性体质。

长期以来，医学界针对鼻炎的治疗一直停留在快速解除症状上，使用一些普通的鼻炎药物，只能暂时性地改变鼻腔通气状况，鼻炎症状也只是因为药物的作用而暂时性消失，而对消除炎症没有太大作用，一旦停用，就会再次发作；因滥用药物，使病菌随着鼻炎一次又一次地发作；一次又一次地用药和更换药，病菌不断地变异而具有耐药性，达到一定程度时，使用一般药物根本无法杀死病菌，从而使鼻炎越来越难治，普通鼻炎即病变成药物性鼻炎、萎缩性鼻炎，甚至鼻癌。

不过，了解了下面这个我们为大家介绍的老偏方，就可以不用为鼻炎苦恼了。具体做法是：取 5 只新鲜干辣椒，放入水中煮 10 分钟，用棉签将煮好的辣椒水抹到鼻孔里，每日早中晚各 3 次。那么，用辣椒治鼻炎的原理是什么呢？

原来，辣椒里含有丰富的辣椒素，而辣椒素在鼻黏膜局部应用可选择性激活感觉神经细胞纤维末梢，作用于离子通路，使神经去极化，释放出促炎性神经肽。如长期使用辣椒素，可使神经肽耗竭，使某些酶失活、线粒体破坏，最终导致感觉功能丧失，当接触各种伤害性刺激时不再引起鼻腔过敏反应，例如鼻塞、流涕、喷嚏等各种典型症状，故又称之为化学脱敏。有报告表明，经治疗会收到良好的临床效果，这为常年性鼻炎的治疗提供了新的途径。

需要注意的是，刚开始用辣椒水一定会引起灼热和疼痛，但多用几次就好了。只要坚持使用两周，就会避免鼻炎在半年之内复发。

老陈醋去黄牙，包您满意

症状：满嘴黄牙

妙方：每晚刷牙前，含半口老陈醋，在口腔里鼓漱2～3分钟，然后吐出，再刷牙，最后用清水漱净即可。情况较轻的话，一般2～3次见效；如果严重的话，可以多试几次，便可祛除牙垢、牙结石。

药理：牙垢比较软，刷牙就能去掉，但是牙结石较硬，其主要成分是碳酸钙，刷牙很难去掉，老陈醋正好可以溶解碳酸钙。

黄牙即牙齿发黄，形成的原因有三种：第一种是斑釉牙，又称为氟斑牙，为饮水中氟元素浓度过高所致。当氟浓度超过百万分之一时，就会影响牙胚的钙化过程，牙齿表面发黄，凹凸不平，出现点状或条状凹陷性缺损。斑釉牙常发生于5岁前牙齿发育钙化时。第二种是四环素牙，为儿童时期经常服用四环素所致。它在体内与钙质相结合，生成一种四环素钙的黄色复合物，沉积于牙冠上。第三种是吸烟，烟草中的黄色物质黏附于牙齿上所致。

日常生活饮食中，我们不可避免地要食用有颜色的食物，除了豆腐、鸡蛋等浅颜色的食物外，其他绝大多数的美食都是导致黄牙的原因。

王先生以前有一口洁白的牙齿，但是后来牙垢、牙结石开始找上门来，他为此烦恼了很长一段时间。有位朋友告诉他，老陈醋漱口可以治牙垢、牙结石。王先生尝试后，效果很不错。为此烦恼的朋友不妨尝试一下。

具体方法是：每晚刷牙前，含半口老陈醋，在口腔里鼓漱2～3分钟，然后吐出，再刷牙，最后用清水漱净即可。情况较轻的话，一般2～3次见效；如果严重的话，可以多试几次，便可祛除牙垢、牙结石。这种方法既方便快捷，又省钱。

牙垢比较软，刷牙就能去掉，但是牙结石较硬，其主要成分是碳酸钙，刷牙很难去掉，老陈醋正好可以溶解碳酸钙。

这种方法虽然方便快捷，但不宜经常使用。长时间使用，老陈醋可能会导致牙齿软化，两个月左右尝试一次为好。

另外一种方法就是红糖除烟垢，即取红糖适量放入口中，含5～6分钟，使牙齿都浸泡在糖液中，接着用较为硬实的牙刷反复刷一两分钟后漱口，最后用牙刷蘸配制好的盐碱水（500毫升冷开水加食盐、食碱各50克），刷牙一两分钟。每天早晚各1次，一周后烟垢就可全脱落。

顽固咽喉炎，盐水来消灭

症状：咽喉炎

妙方：① 用开水冲一杯浓盐水，反复漱口，每隔10分钟漱口3分钟，漱的时候尽量把头仰起来，10次为妙。

② 取一个新鲜的土豆，洗净后将其彻底粉碎，然后平躺下来，将土豆糊抹在咽喉部位，10分钟换一次，每天3次即可。

药理：① 高浓度盐水不仅能杀菌，而且可消肿，避免病情进一步恶化。

② 土豆中含有胆碱烷衍生物茄碱，具有兴奋平滑肌和加速血液流通的作用，能改善全身血液循环（尤其是微循环），扩张和软化血管，加速血流，降低血液黏度和血小板凝集，提高周身组织供养及营养量，促进新陈代谢，这就意味

着有更多的免疫因子来到咽喉部与病菌作战，结果可想而知。另外，土豆中的淀粉具有高渗作用，能缓冲局部肿胀，使炎症部位迅速消肿，削弱不适感。

咽喉炎，是由细菌引起的一种疾病，可分为急性咽喉炎和慢性咽喉炎两种。急性咽喉炎常为病毒引起，其次为细菌所致，冬春季最为多见，多继发于急性鼻炎、急性鼻窦炎、急性扁桃体炎，且常是麻疹、流感、猩红热等传染病的并发症。慢性咽喉炎，主要是由于急性咽喉炎治疗不彻底而反复发作，转为慢性，或是因为患各种鼻病和鼻窍阻塞、长期张口呼吸所致。

根据中医理论，咽为胃之关，喉为肺之门，外感之邪入肺易伤喉，饮食不当入胃易损于咽，咽喉为邪毒好浸久留之地。咽喉炎病因临床有内外之分，外因多为感受风寒之邪，郁久化热或风热之邪，《温病条辨》曰“温邪上受，首先犯肺”，咽喉居上，首当其冲感受温邪；内因多为素体阴虚，又嗜食辛辣煎炒，痰热蕴结，上灼咽喉或日久耗伤肺肾之阴，导致虚火上炎，灼伤津液成痰，痰热循经上扰咽喉，清道失利所致，正如《医宗金鉴》论喉痹的病理所说：“由肾阴久亏，相火上炎，消烁肺金，清肃之令不行”。这里给大家介绍一个很有效的老偏方。具体做法是：用开水冲一杯浓盐水，反复漱口，每隔10分钟漱口3分钟，漱的时候尽量把头仰起来，10次为妙。

这样做的药理在于，盐水具有杀菌的作用。其实，我们的咽喉部在正常情况下也存在很多细菌，只是由于自身的免疫能力强而无法入侵。当人们患了感冒或是其他炎症时，就会损伤身体应有的免疫力，咽喉菌就开始全面入侵了，再加上辛辣饮食的刺激，病情会更糟。这时，许多人会吃消炎药，这不仅不能彻底解决咽喉问题，而且会增加复发的可能性，因为病菌具有了耐药性，况且有些人还不能用抗炎药，怎么办？就用盐水，高浓度盐水不仅能杀菌，而且可消肿，避免病情进一步恶化。

浓盐水消炎的偏方不仅用于急性咽炎，慢性咽炎也管用，而且治本。那些平日里总是感觉咽喉部有异物有痰、干渴不适的人，都可以用此方治好慢性咽炎。

同理，扁桃体炎亦不在话下。

除了浓盐水，还有一个治咽喉炎的良方，就是取一个新鲜的土豆，洗净后将其彻底粉碎，然后平躺下来，将土豆糊抹在咽喉部位，10分钟换一次，每天3次即可。此法亦适用于急慢性两种咽炎。其药理在于土豆中含有胆碱烷衍生物茄碱，具有兴奋平滑肌和加速血液流通的作用，能改善全身血液循环（尤其是微循环），扩张和软化血管，加速血流，降低血液黏度和血小板凝集，提高周身组织供养及营养量，促进新陈代谢，这就意味着有更多的免疫因子来到咽喉部与病菌作战，结果可想而知。另外，土豆中的淀粉具有高渗作用，能缓冲局部肿胀，使炎症部位迅速消肿，削弱不适感。

打嗝不断，只需举手之劳

症状：打嗝不断

妙方：用一个塑胶袋或者是双手，罩住口鼻呼吸，多次吐、吸，让吐出的二氧化碳重复被吸入，同时，多食茴香。

药理：对于打嗝，我们可以通过改变中枢神经的调节指令或者是干预已有的条件反射而消除它。血液中二氧化碳浓度的改变会促使中枢神经调节呼吸运动，让膈肌“做它该做的事”，这时打嗝就停止了。或者用羽毛等物体刺激鼻孔，诱发喷嚏，打个喷嚏就会停止打嗝。其原理就在于羽毛引起的条件反射有效干预并阻断了已有的与打嗝相关的条件反射。至于茴香，它能刺激肠胃神经血管，促进消化液分泌，增加肠胃蠕动，排除积存的气体，有健胃、行气的功效，适合脾胃虚寒的人食用。另外，茴香当中的茴香脑有抗菌功效，对大肠杆菌、痢疾杆菌等都有很好的抑制作用，可以预防多种感染性腹泻，促进炎症及溃疡的痊愈，治愈了这些病状，胃寒也就消失了，一般情况下，胃不寒的人是很少打嗝的。

打嗝是生理上常见的现象，是因为膈肌痉挛收缩而引起的。它每次平稳地收缩，我们的肺部便吸入一口气；由于它是由脑部呼吸中枢控制，膈肌会有规律地活动,我们的呼吸是可以完全自主运作的,我们也不需要时常记着怎样呼吸。打嗝时，横膈肌不由自主地收缩，空气被迅速吸进肺内，两条声带之间的裂隙骤然收窄,因而引起奇怪的声响。我们并不清楚横膈肌为什么会失控地自行收缩。虽然大部分打嗝现象都是短暂性的，但也有些人持续地打嗝。

打嗝的原因有多种，一般病情不重，可自行消退。但也有些病例可持续较长时间，成为顽固性打嗝。这类打嗝目前西医在临床上无法准确判断具体病因，亦无有效的治疗方法，因此临床上建议采用中医治疗方法。西医认为是由于膈肌痉挛所致，而中医辨证时可分为胃中寒冷、胃气上逆、气逆痰阻、脾胃阳虚、胃阴不足等，一般因吃过冷或过热及辛辣食物所致。

打嗝涉及中枢反射弧与外周的膈神经，如果打嗝超过 24 小时，则大多属于病理表现。其中中枢性病变包括脑肿瘤、脑血管意外、脑炎、脑膜炎，代谢性病变有尿毒症、酒精中毒，其他如多发性硬化症等。而外周性病变则包括膈神经的刺激，如纵隔肿瘤、食管炎、食管癌、胸主动脉瘤等。膈肌周围病变如肺炎、胸膜炎、心包炎、心肌梗死、膈下脓肿、食管裂孔疝等，迷走神经刺激如胃扩张、胃炎、胃癌、胰腺炎等。

对于打嗝，我们可以通过改变中枢神经的调节指令或者是干预已有的条件反射而消除它。具体做法是：用塑胶袋或者是双手，罩住口鼻呼吸，多次吸吐，让吐出的二氧化碳重复被吸入，血液中二氧化碳浓度的改变会促使中枢神经调节呼吸运动，让膈肌“做它该做的事”，这时打嗝就停止了。或者用羽毛等物体刺激鼻孔，诱发喷嚏，打个喷嚏就会阻止打嗝。其原理就在于羽毛引起的条件反射有效干预并阻断了已有的与打嗝相关的条件反射。

此外，我们还可以通过按压穴位来阻止打嗝。按中医针灸理论，穴位经络联系各脏腑，脏腑病症可在体表相应的穴位上进行治疗。内关穴属于手厥心包经，始于胸中，出属心包经，下行至横膈膜，有宽胸利气、利膈、止痛、止吐的作用。因此，按摩穴位，气随经络至膈肌，可解除膈肌痉挛，宽胸顺气，以达治疗呃逆的目的。

手和手腕之间有一个界限，叫做腕横纹。将右手三个手指头并拢，把三个手指头中的无名指放在左手腕横纹上，这时右手食指和左手手腕交叉点的中点，就是内关穴。为说明确切位置，可以攥一下拳头，攥完拳头之后，在内关穴上，有两根筋，实际上，内关穴就在两根筋的中间。

内关穴最早见于《黄帝内经·灵枢·经脉篇》，它所属的这条经络叫心包经，通于任脉，会于阴维，是八脉交会穴之一。内关穴的真正妙用，在于能打开人体内在机关，有补益气血、安神养颜之功。打嗝是因为气逆造成膈肌痉挛引发的。打嗝不算病，但是打起来还是挺难受的。想必大家都受过打嗝之苦。这就关系到内关穴的另外一个妙用了，我们知道内关穴有益气安神、治疗心脏病的功效，却往往忽略了其和胃降逆、宽胸理气之功。这也是内关穴治打嗝灵验的奥秘所在。

最后，建议经常打嗝的朋友多食茴香。一提到茴香，人们多会想到那种一粒粒的调料品，炖鱼、烤肉、去腥臭味总是少不了它。然而，它的茎叶部分也有许多功效，特别是肠胃偏寒的人更应该多吃。茴香含有丰富的维生素 B_1、维生素 B_2、维生素 C 和胡萝卜素以及纤维素，钙和铁的含量也比较高。它味辛性温，有温肝肾、暖胃、散寒止痛的作用。它还能刺激肠胃神经血管，促进消化液分泌，增加肠胃蠕动，排除积存的气体，有健胃、行气的功效，适合脾胃虚寒的人食用。另外，茴香当中的茴香脑有抗菌功效，对大肠杆菌、痢疾杆菌等都有很好的抑制作用，可以预防多种感染性腹泻，促进炎症及溃疡的痊愈，治愈了这些病状，胃寒也就消失了，一般情况下，胃不寒的人是很少打嗝的。

丹参甘草液，彻底清除痘印

症状：成人痘及痘印

妙方：用丹参液擦脸，用甘草水涂脸，具体做法是用少量开水煮适量甘草15 分钟，然后用甘草水敷脸。

药理：据《本草纲目》记载："头面癣疮、将生白果仁切断，频频搽患部，直至病愈。"白果酸是白果所含的一种重要成分，对于引起痤疮的痤疮丙酸杆菌和表皮葡萄球菌均有较强的抑制和杀灭功能。另一成分白果内酯则有抑制炎症反应的作用。因此，对于因细菌感染发炎而导致的痤疮，用白果是对症下药。至于甘草去痘印则在于甘草中具有甘草黄酮，甘草黄酮能够较强地抑制酪氨酸酶活性，而痘印中的黑色素是由一种叫"酪氨酸"的物质在"酪氨酸酶"的作用下转化来的，如果活性不够，就不会转化，也就没有黑色素，痘印也就不会存在，从而达到祛黄、美白、祛斑的作用。同时，甘草黄酮能清除氧自由基，具有较强的抗氧能力，有效对抗皮肤的色素沉着。

痤疮虽然常见，但了解它的人没有几个，有时还是因为不了解，所以换上痤疮。下面，我们深入学习一下。

痤疮形成的过程可以用箭头表示，体内脏腑功能失调→内分泌失调→皮脂腺分泌旺盛→油脂过多→毛孔粗大或堵塞→角质层增厚，油脂渐往皮层表面隆起→角质层隆起，油脂堵塞毛孔，隆起的顶点氧化变成黑色→细菌在毛孔里和油脂搅和在一起→痤疮丙酸杆菌在缺氧情况下大量繁殖→导致炎症细菌侵入，变成脓疱、结节→整个毛囊变红、发炎→细菌扩散到附近的皮肤组织，变得更大，进而形成痤疮，

中医学表明，痤疮生长的部位也能说明患病的部位。痤疮在前额：代表心火旺、血液循环有问题，可能与过于劳心伤神有关，亦代表肝脏排毒功能不佳，即是体内积聚了毒素。这时期的你脾气比较不好，应该多睡觉，多喝水，减少饮用酒精类饮品。痤疮在鼻梁：有可能是脊椎骨出现了问题，快找医生检查。除此之外，油脂分泌过盛、缺水也是主要因素。多喝清水，多吸收维生素 B_2、B_6 也可使症状得到改善。痤疮在鼻头：长在鼻头处，是胃火旺，或消化系统异常。若长在鼻头两侧，就可能与卵巢机能或生殖系统有关。痤疮在脸颊：可能是肺部功能失常。症状为经常出现双颊浮肿、毛细血管爆裂等现象，就是因为皮肤含氧量不足之故。痤疮在嘴唇：嘴唇脱皮、冒痘痘、溃烂等，表示你需要

多吸收维生素 B_2 或复合维生素 B。痤疮在嘴角：嘴角爆裂或许与铁质不足有关，应多吃苹果、猪肝。痤疮在下巴：表示肾功能受损或内分泌系统失调。女孩子的下巴周围长痘痘或许是由于月事不调引起。痤疮在胸前及背后：胸前与背后的皮脂腺分布数量仅次于脸部，因此有些人虽然不长在脸上，但胸前及背部的痘痘却让人不敢穿低胸露背的衣服。痤疮在太阳穴：表示胆囊负担过重，意味着你的饮食中包含了过多的加工食品，造成了胆囊阻塞，需要赶紧进行体内大扫除。每天一杯苦瓜汁是最快捷的治疗方法，或者食用瓜类，比如黄瓜、冬瓜，这些都能很好地吸收油脂。痤疮在腮边：表示淋巴循环不畅。长期肝脏负担加重后，会在耳际、脖子和脸交界处产生痘痘，反复爆发在同一位置，上升为淋巴循环不畅，需要肝胆排毒，不可劳累、暴饮暴食，适度增加睡眠时间，让大脑、肠胃的血液有充分时间供应肝胆排毒。特别要减少睡前饮食，不加重肠胃负担。痤疮在双眉间：胸闷，心律不齐，心悸。建议不要做太过激烈的运动，避免烟、酒和辛辣食品，不要穿过紧文胸。夜晚睡觉避免侧睡压住心脏。

在毛囊内微生物中以痤疮棒状杆菌最为重要，它分解脂肪产生游离脂肪酸，刺激毛囊引起炎症，进而形成痤疮。丹参酮能杀灭痤疮棒状杆菌，可有效抑制皮脂过多分泌，且是一种温和的雌激素样物质，有抗雄激素作用，还具有抗炎作用。中医认为本病多为肺经血热或过食肥甘厚味而发。中药丹参性微寒、味苦、无毒，有活血、通络、消肿的作用。

治愈痤疮后，就该思考怎样去痘印了，不用担心，我们同样有办法。具体做法是：用少量开水煮适量甘草 15 分钟，然后用甘草水敷脸。其药理在于甘草中含有甘草黄酮，甘草黄酮能够较强地抑制酪氨酸酶活性，而痘印中的黑色素是由一种叫“酪氨酸” 的物质在“酪氨酸酶”的作用下转化来的，如果活性不够，就不会转化，也就没有黑色素，痘印也就不会存在，从而达到祛黄、美白、祛斑的作用。同时，甘草黄酮能清除氧自由基，具有较强的抗氧能力，能有效对抗皮肤的色素沉着。

贫血不用怕，多喝猪肝汤

症状：贫血气色差

妙方：取猪肝100克、党参5克、当归5克、红枣4粒、生姜、葱白适量（1～2人量）。将党参、当归洗净，加入清水中煮十几分钟后，再将调好味的猪肝放入汤中，随即将生姜、葱白放入，猪肝熟透后放盐调味，食猪肝与喝汤。

药理：党参性味甘平，具有益气生血之功；当归也是补血常用之品；猪肝性味甘温，从现代营养学的角度分析，它含有丰富的矿物质和维生素，其中铁元素含量不但丰富，而且容易被人体吸收利用，是治疗贫血的重要食物。一般情况下，贫血、记忆力下降和失眠，都是由于维生素B_{12}缺乏。它参与了神经细胞以及血液中血红蛋白的合成，一旦缺乏就会引起贫血，而猪肝富含维生素B_{12}。

很多人为了控制体重，荤类食物摄入极少，久而久之则出现心悸、头晕、面色萎黄等贫血症状，在此推荐这类人食用参归猪肝汤，此药膳适用于心肝血虚，有心悸、头晕、失眠、面色萎黄症状和有女性月经量少、目昏眼干、夜盲症状的人，此外，体检中发现有贫血征象的人，因工作和学习压力较大而用眼多的人也适合饮用。

原材料：猪肝100克、党参5克、当归5克、红枣4粒、生姜、葱白适量（1～2人量）。

烹调方法：将党参、当归洗净，加入清水中煮十几分钟后，再将调好味的猪肝放入汤中，随即将生姜、葱白放入，猪肝熟透后放盐调味，食猪肝与喝汤。

药膳功效：党参性味甘平，具有益气生血之功；当归也是补血常用之品；猪肝性味甘温，从现代营养学的角度分析，它含有丰富的矿物质和维生素，其中铁元素含量不但丰富，而且容易被人体吸收利用，是治疗贫血的重要食物，其含有的维生素A也是预防夜盲症比较有效的食物，用眼较多的人群可以适量食用。一般情况下，贫血、记忆力下降和失眠，都是由于维生素 B_{12} 缺乏。现在有好多素食主义者，一是为了健康，二是为了某种信仰，但 B_{12} 在素食中很难获得。它参与了神经细胞以及血液中血红蛋白的合成，一旦缺乏就会引起贫血，导致记忆力下降、失眠等症状。所以现在孕妇都强调补充维生素 B_{12}，以确保生出来的宝宝聪明灵活，血气充足。现代研究表明，动物肝脏富含维生素 B_{12}，每 100 克猪肝就含有 26 微克维生素 B_{12}，而每 100 克鸡肝所含维生素 B_{12} 更是达到 49 微克。我们人体每日只需要 5 微克维生素 B_{12}，人体肝脏总共储存 5 毫克维生素 B_{12}，所以很容易不够用，这时就需要多食用动物内脏。

大家都知道猪肝的胆固醇比较高，所以必须限量摄取。本药膳中，100 克猪肝的胆固醇含量与一个鸡蛋黄差不多，也是我们人体一天摄入胆固醇的总量，因此大家在吃完猪肝后，就不要再吃鸡蛋和其他高胆固醇的食物了，这样胆固醇的摄入量就不会明显过量。不过亦有解决办法，所用之物便是桂皮。每天食用 1/4 汤匙的桂皮粉，可以降低血糖、三酰甘油和胆固醇的水平。这是因为，桂皮中的有效成分是 MHCP，这种成分的作用类似胰岛素，可以使体内血糖浓度和胆固醇含量降低。同时，桂皮还有杀菌作用，可以杀死食物中可能引发食物中毒的细菌和损害呼吸系统的微生物。

三种食材让胸部丰满起来

症状：平胸

妙方：① 多食青木瓜。

② 多食大豆和大豆制品。

③ 多食野葛根。

药理：① 青木瓜富含木瓜酵素、木瓜蛋白酶、凝乳蛋白酶、胡萝卜素等以及 17 种以上氨基酸和多种营养元素，能够刺激女性荷尔蒙分泌、刺激卵巢分泌雌激素等功效，是女性胸部发育所需的重要食物。

② 大豆异黄酮能够维持女性体内雌激素的平衡，而女性体内的雌激素分泌过多会导致乳腺癌等乳房疾病的产生，但是体内的雌激素分泌过低，又会导致女性乳房等生理症状发育不全，所以大豆异黄酮对女性的乳房来说是非常好的养分。

③ 野葛根具有防癌抗癌的作用，不仅可以促进女性胸部的发育，还是美容养颜的佳品。

由于乳房为性的象征，有人认为平胸的女性生育能力较低，从营养的角度看，女性乳房扁平可能因为青春期营养不良所致，而女性营养不良，亦不利于怀孕。但除了营养外，遗传、生活习惯、精神状态等也会影响乳房的发育，因此平胸女性不一定生育能力低。又有人以为女性乳房大小与性欲有关，认为平胸女性对性的欲望较低，容易性冷淡，但这并没有科学根据。乳房又是哺乳的器官，于是乳房大小又令人联想到母乳的分泌量，有人就认为平胸女性的乳汁的分泌量低，不足以哺育婴儿。其实乳汁分泌量与女性吸收的营养有关，如上所述，营养并非影响乳房大小的唯一因素，因此贫乳的女性不一定缺乏足够婴儿食用的母乳。

在乳房发育的阶段，如果进行药物减肥，就会造成内分泌的紊乱，从而引起性激素分泌的失调，影响到乳房的发育。在性激素中，雌激素和孕激素可以促进乳腺的发育，增加乳房组织的脂肪堆积。所以，切忌只顾瘦身，不计健康，最后落个因小失大的结局。

很多女人都愿意通过食物来丰胸。那么吃什么有利于丰胸呢？下面就为大家介绍几种最有效的丰胸食物。

第一款要介绍的丰胸食物肯定是青木瓜，木瓜能够丰胸众所周知，但其实真正能够丰胸的是青木瓜，而不是一般黄色的木瓜。青木瓜富含木瓜酵素、木瓜蛋白酶、凝乳蛋白酶、胡萝卜素等以及 17 种以上氨基酸和多种营养元素，能够刺激女性荷尔蒙分泌、刺激卵巢分泌雌激素等功效，是女性胸部发育所需的重要食物。

青木瓜自古以来被称为第一丰胸佳果，青木瓜在医学上已经得到认可，确实具有丰胸的作用，很多女性都靠青木瓜来丰胸，青木瓜配合肉类食用，丰胸效果会更佳。青木瓜的使用方法可以多种多样，可以将木瓜榨成汁，也可以和肉类炖汤，可以冷藏或热饮，丰胸效果还是比较显著的。

大豆和由大豆加工而成的食品中含有异黄酮，这正是大豆能丰胸的原因，因为大豆异黄酮能够维持女性体内雌激素的平衡，而女性体内的雌激素分泌过多会导致乳腺癌等乳房疾病的产生，但是体内的雌激素分泌过低，又会导致女性乳房等生理症状发育不全，所以大豆异黄酮对女性的乳房来说是非常好的养分。

大豆异黄酮的丰胸效果主要是通过补充雌激素激活乳房中的脂肪组织，从而将游离脂肪定向吸引到乳房，达到丰乳的效果。除了丰胸之外，大豆异黄酮还有美容、延缓衰老的作用，大豆异黄酮的雌激素还可以让女性的肌肤变得光滑细腻，白皙水嫩，而且能够增加肌肤的弹性，让女性从内到外散发青春的气息。

野葛根在汉朝就已经是丰胸的佳品了，当时“葛根汤”被张仲景收录在《伤寒论》中，就连《神农本草经》也有记载。在现代医学研究中也得出野葛根具有防癌抗癌的作用，不仅可以促进女性胸部的发育，还是美容养颜的佳品，更被称为“亚洲人参”，具有丰胸、提高机体抗病能力、抗衰延年、永葆青春活力的作用。

葛根也分为一般的葛根和野葛根，所以想要丰胸的女性千万不要弄错，选择葛根粉，或者是葛根丰胸产品的时候，一定要看清楚是不是野葛根，否则丰胸的效果就不会理想。野葛根的主要成分是葛雌素和脱氧葛雌素，这两种物质正是野葛根最具价值的东西，通常情况下，20 ~ 30 岁的年轻女人使用野葛根可以达到很好的丰胸效果，让女人由内到外散发青春的魅力。如果是 30 ~ 50 岁的女人，使用野葛根可以直接双向调节体内雌激素水平，防止胸部严重缩水下垂等症状，甚至能够预防和延缓更年期症状。

以上三种是丰胸食物中效果最好的，但是因为食物内含有的丰胸有效成分不是很高，加上吸收的能力也因人而异，所以有时候丰胸的速度会比较缓慢，但是只要坚持长时间地摄取这些食物的丰胸成分，丰胸效果也是比较明显的。

有时候感觉靠一种食物丰胸速度比较慢，你可以同时食用多种食物。即使这样还觉得丰胸速度太慢，也可以选择富含葛根、木瓜、大豆等成分的丰胸产品。

香菇面膜，保湿效果不一般

症状：皮肤干燥

妙方：将新鲜的香菇洗净，用适量开水冲泡 1 小时，期间最好放点木瓜，因为木瓜中的活性酶能让香菇多糖更好地释放出来。之后用冲泡好的水敷脸，每次半个小时，每 3 ～ 6 天做一次即可。

药理：香菇里含有香菇多糖，它是专门用来保湿的化学成分。

皮肤干燥是指由于皮肤缺乏水分而令人感觉不适的现象。其症状主要为皮肤发紧、个别部位干燥脱皮、洗澡过后全身发痒。年龄增长、气候变化、睡眠不足、过度疲劳、洗澡水过热、洗涤用品碱性强等都是导致皮肤干燥的重要原因。

随着体内雌激素水平的降低，皮脂分泌减少，皮肤保存水分的能力会下降，从而使皮肤变得越来越干。另外，皮肤表面的角质层内含有一种“天然保湿因子”，它数目的多少决定了皮肤含水量的高低。现代女性普遍存在保养品使用过度的状况，这会使皮肤分泌油脂能力下降，导致干燥缺水。

既然皮肤如此娇嫩，我们就要想个好办法来保湿，但现实情况是，凡是标榜保湿的化妆品，不管是便宜的还是昂贵的，都不能彻底地唤醒肌肤，倒是会产生一系列副作用。那么，只能制作植物面膜了，在植物面膜中，哪种植物最能保湿，想必很少有人知道，其实答案很简单，就是香菇。香菇里含有香菇多糖，它是专门用来保湿的化学成分。知道这个原理后，就尝试制作面膜吧。具体做法是：将新鲜的香菇洗净，用适量开水冲泡1小时，期间最好放点木瓜，因为木瓜中的活性酶能让香菇多糖更好地释放出来。之后用冲泡好的水敷脸，每次半个小时，每3～6天做一次即可。

此外，还有一种面膜介绍给大家，就是香蕉面膜。香蕉是热带地区常见且价廉的水果，而且它的营养价值相当高，香蕉富含蛋白质、淀粉质、维生素及矿物质，特别是含有丰富的钾，对于心脑血管患者来说是一种非常好的食品。对于肌肤来说，香蕉也是一种很好的面膜材料，直接将香蕉捣成泥状敷在脸上具有温和清洁与滋养修护以及保湿的功效。清洁肌肤之后，将面膜敷于脸上10～15分钟，再用温水冲净即可，可以天天使用。

有心的朋友可以两个方子一起用，一定会拥有一副娇嫩水润的面孔。

狐臭不用愁，番茄茶叶消灭它

症状： 狐臭

妙方： ①将适量茶叶水煎后涂洗腋下。

②取番茄汁600毫升，浸泡腋下，每次30分钟，每周3次。

药理： ①茶叶有清热解毒的功效，同时，茶本身具有独特的清香，能够除异味，比如茉莉花茶。

②番茄性凉，也有清热解毒的功效，而且，番茄碱有抗真菌作用，能抑制真菌。

中医称狐臭为“体气”“狐燥”“狐气”，认为狐臭多与先天禀赋有关，禀于先天，承袭父母腋下秽浊之气，熏蒸于外，从腋下而出；或因过食辛辣厚味之品，致使湿热内蕴；或由天热衣厚，久不洗浴，使津液不能畅达，以致湿热秽浊外堕，熏蒸于体肤之外而引起。

中医在治疗狐臭方面具有很大的优势，一般只需外抹，不需像西医那样通过手术治疗，那意味着高创伤、高费用、高复发、痛苦大且易感染。

下面给大家推荐一个极其简单的治疗狐臭的方子：将适量茶叶水煎后涂洗腋下。药理在于，茶叶有清热解毒的功效，同时，茶本身具有独特的清香，能够除异味，比如茉莉花茶。唐朝卢仝的《七碗茶歌》曾这样说：“一碗喉吻润，二碗破孤闷，三碗搜枯肠，唯有文字五千卷。四碗发轻汗，平生不平事，尽向毛孔散。五碗肌骨清，六碗通仙灵。七碗吃不得也，唯觉两腋习习清风生。”

此外，番茄汁也有除狐臭的效果。取番茄汁600毫升，浸泡腋下，每次30分钟，每周3次。药理在于，番茄性凉，也有清热解毒的功效，而且，番茄碱有抗真菌作用，能抑制真菌。

最后要明白一点，狐臭并不完全是先天的，后天的环境也很重要。随着全球文明与工业化的到来，大气已经不再纯净，而在某种程度上成了“毒气”，它伴有各种灰尘和病菌，再加上人们生活节奏越来越快，常常忽视了对自身的清洁和保养，由此引发狐臭很正常。因此，不管是治疗还是预防，平日里一定要勤洗澡，勤换衣服，尤其在出汗以后一定要洗澡，因为人体出汗时更容易导致真菌的繁殖，另外，对刺激类的饮食要适量。

第九章

特殊职业病妙方

防晒用番茄，治晒用冰牛奶

症状： 晒伤

妙方： ① 用冰过的牛奶敷脸，持续敷 30 分钟，每天 2 ～ 3 次，可治晒伤。

② 每天吃一个番茄，防晒。

药理： ① 用冰牛奶治疗晒伤，首先是冷敷的效果，即阻止毛细血管的进一步扩张，以减少炎症的蔓延。其次是牛奶中的高蛋白营养类物质能够很好地滋养皮肤，

② 科学研究表明，番茄红素可抵御紫外线辐射对皮肤的损害，从而减轻紫外线照射后出现的炎症反应。那些被晒伤的皮肤中番茄素含量低于正常皮肤番茄素含量的 35%，而其他成分含量则几乎不变，因此，通过补充和增加皮肤内番茄红素的含量，正好可以防止或减轻阳光中紫外线对皮肤的损害。

炎炎烈日之下，我们都有过这样的经历，外出时提前擦好防晒油、防晒霜，但脸仍然被晒得通红，有的火辣有的红肿有的脱皮，的确，这已经是晒伤之后的事情了。那么，怎么办呢？这里为大家推荐一个老偏方，即把牛奶放到冰箱里冷冻 20 分钟，然后取出用它敷脸，持续 3 天就会好。

其实，用冰牛奶治疗晒伤，首先是冷敷的效果，即阻止毛细血管的进一步扩张，以减少炎症的蔓延。其次是牛奶中的高蛋白营养类物质能够很好地滋养皮肤，这一点相信很多爱美的女士都知道，比如用牛奶做面膜。牛奶的营养供给能让晒伤的皮肤得以尽快修复。因此，皮肤晒伤就用冷牛奶敷脸，没有比这更妙的偏方了。

需要注意的是，在用冰牛奶敷脸期间，要停止使用一切化妆品，包括爽肤水之类的都不能使用。因为大多数化妆品当中都含有防腐剂和色素及香精，它们会让晒伤处的娇嫩皮肤“雪上加霜”，激发新的炎症。

一旦关于晒伤的问题解决了，接下来，大家肯定会问，如何预防晒伤呢？是的，任何疾病，预防都大于治疗，能预防的我们要尽量预防。比如防晒，这里就为大家介绍一个小偏方，虽然方子小，但作用却很大。只要每天坚持吃一个番茄就能提高皮肤防晒能力。

番茄为何能起到防晒作用呢？这还有赖于它所含的番茄红素。科学研究表明，番茄红素可抵御紫外线辐射对皮肤的损害，从而减轻紫外线照射后出现的炎症反应。那些被晒伤的皮肤中番茄素含量低于正常皮肤番茄素含量的35%，而其他成分含量则几乎不变，因此，通过补充和增加皮肤内番茄红素的含量，正好可以防止或减轻阳光中紫外线对皮肤的损害。

需要注意的是，番茄红素是脂溶性的，不溶于水，这也就意味着如果只吃新鲜的番茄，或者把新鲜番茄榨成汁饮用，就无法让身体将番茄红素吸收。怎么做呢？就是烹饪，用植物油或动物油烹饪，比如番茄炒蛋，就是一道很好的防暑防晒菜。

街道工作尾气多，不如多吃猕猴桃

症状：尾气伤害

妙方：多食猕猴桃。

药理：维生素C能与铅结合形成溶解度很小的抗坏血酸铅，并随粪便排出体外。且猕猴桃富含丰富的果胶，果胶可使肠道中的铅沉淀，减少铅的吸收。同时猕猴桃富含有机硒，硒是人体必需的微量元素，与重金属有很强的亲合力，在体内能与金属毒物如铅、镉、汞、砷等结合成金属硒蛋白复合物并排出体外，保护肝胆、心脏和造血系统。

现在我们说的尾气多指汽车尾气，即汽车从排气管排出的废气。汽车尾气是空气污染的一个重大因素，汽车尾气中含有一氧化碳、氧化氮以及会对人体产生不良影响的其他一些固体颗粒，尤其是含铅汽油，对人体的危害更大。

铅在废气中呈微粒状，随风扩散。农村居民，一般从空气中吸入体内的铅量每天约为1微克；城市居民，尤其是街道两旁的居民会大大超过农村居民。铅进入人体后，主要分布于肝、肾、脾、胆、脑中，以肝、肾中的浓度最高。几周后，铅由以上组织转移到骨骼，以不溶性磷酸铅形式沉积下来。人体内约90%～95%的铅积存于骨骼中，只有少量铅存在于肝、脾等脏器中。骨中的铅一般较稳定，当食物中缺钙或由于感染、外伤、饮酒、服用酸碱类药物而破坏了酸碱平衡时，铅便由骨中转移到血液，引起铅中毒。铅中毒的症状表现很广泛，如头晕、头痛、失眠、多梦、记忆力减退、乏力、食欲缺乏、上腹胀满、嗳气、恶心、腹泻、便秘、贫血、周围神经炎等；重症中毒者有明显的肝脏损害，会出现黄疸、肝脏肿大、肝功能异常等症状。

那么，如何对抗尾气带给人们的伤害呢？妙招就是食用猕猴桃。

我们先来看猕猴桃中所富含的维生素C。很多人都不知道，人体必需的营养物质维生素C，并不能通过人体自身的同化作用合成。当缺乏维生素C时，会出现精神沮丧、疲倦无力，严重缺乏可引起坏血病。每100克猕猴桃鲜果，含维生素C 100～420毫克，比苹果高20～80倍，比梨高30～140倍，比柑橘高5～10倍，其所含维生素C在人体内利用率高达94%。营养密度大于57.5，几乎2倍于一个中等大小的橙子。一个成年人一天所需的维生素C量为50～60毫克，每天只要吃1个很小的猕猴桃鲜果或一杯猕猴桃果汁，便可满足人体对维生素C的需要。

那么，为何多吃猕猴桃能加速排铅呢？

铅是一种在工业生产中应用很广泛的重金属，同时也是一种可在生物体内蓄积的毒物。使用含铅农药后，造成铅在粮食和果蔬上的残留；环境、大气中存在含铅尘埃的污染。1924年起在汽油中加铅做防爆剂的广泛应用，使汽车尾气含铅；蓄电池在使用中，塑料、橡胶等在生产中，也会排出铅并污染环境；

使用铅合金、搪瓷、陶瓷等器具均可导致铅污染，从而造成世界性的铅污染。铅中毒的早期表现为一系列神经衰弱的症状，继而出现贫血、肾炎、高血压和胸部疾病等，严重的可导致休克或死亡。据研究，动脉硬化、消化道溃疡和眼底出血等疾病，也与铅中毒有关。

维生素C能与铅结合形成溶解度很小的抗坏血酸铅，并随粪便排出体外。且猕猴桃富含丰富的果胶，果胶可使肠道中的铅沉淀，减少铅的吸收。同时猕猴桃富含有机硒，硒是人体必需的微量元素，与重金属有很强的亲合力，在体内能与金属毒物如铅、镉、汞、砷等结合成金属硒蛋白复合物并排出体外，保护肝胆、心脏和造血系统。

因此，随着工业化建设的加快，铅污染对人体的危害越来越严重。在政府强制推行无铅汽油的同时，为了健康，我们不妨多吃点猕猴桃。

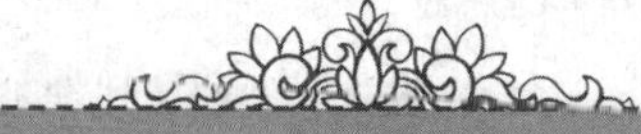

得了灰指甲，陈醋大蒜有妙用

症状：灰指甲

妙方：取适量的老陈醋和大蒜，找一个能放进去手指或脚趾的玻璃瓶，然后将大蒜捣碎，装入玻璃容器，倒入陈醋浸泡24小时。然后用其泡患有灰指甲的指头，每次浸泡前先用热水将指甲泡软，然后泡20分钟，晚上为宜。两月后可见疗效，三月后新指甲会逐渐长出来。

药理：蒜醋结合能更好地杀死真菌。至于选择玻璃瓶是为了避免醋酸与金属发生化学反应刺激皮肤。当然，用陶瓷容器也可以。

定植在甲板、甲下的真菌在甲受轻微外伤后进入甲板进行生长繁殖，它们一方面将甲组织作为营养源，另一方面破坏甲的正常结构，造成各种主观及客观的甲损害。家族史、潮湿环境、营养不良、免疫力低下等为易感因素，外伤、特别是不当的美甲、应用公共修甲工具、穿公共拖鞋等均可感染该病。

真菌在甲板生长后可分泌蛋白酶分解角质，破坏甲组织，导致甲形态、质地、颜色改变，其代谢产物可刺激甲小皮、甲床、甲皱襞等组织，形成一系列病理改变，严重者可致血管炎，引起指端坏死。

真菌在生物学分类上属于藻菌植物中真菌超纲，具真核细胞型的微生物，它们在自然界分布广泛，绝大多数对人有利，如酿酒 、制酱、发酵饲料、农田增肥、制造抗生素、生长蘑菇、食品加工及提供中草药药源(如灵芝、茯苓、冬虫夏草等，都是真菌的产物或本身或利用真菌的作用所制备的)。对人类致病的真菌分浅部真菌和深部真菌，前者侵犯皮肤、毛发、指甲，为慢性，对治疗有顽固性，但对身体影响较小，后者可侵犯全身内脏，严重的可引起死亡。此外，有些真菌寄生于粮食、饲料、食品中，能产生毒素引起中毒性真菌病。

真菌对干燥、阳光、紫外线及一般化学消毒剂有耐受力，但充分暴露于阳光、紫外线及干燥情况下大多数真菌可被杀死，且对 2.5% 碘酒，10% 福尔马林都敏感，一般可用福尔马林熏蒸被真菌感染的房间。同时真菌对热敏感，一般 60℃ 1 小时可杀死真菌菌丝和孢子。

谈了这么多关于真菌的知识，不如看看什么药物最能有效杀死真菌。答案就是陈醋和大蒜。

具体做法是：取适量的老陈醋和大蒜，找一个能放进去手指或脚趾的玻璃瓶，然后将大蒜捣碎，装入玻璃容器，倒入陈醋浸泡 24 小时。然后用其泡患有灰指甲的指头，每次浸泡前先用热水将指甲泡软，然后泡 20 分钟，晚上为宜。2 周后可见疗效，3 周后新指甲会长出来。其药理就在于，蒜醋结合能更好地杀死真菌。至于选择玻璃瓶是为了避免醋酸与金属发生化学反应刺激皮肤。当然，陶瓷容器也可以。

刮痧治中暑，疗效奇又快

症状：中暑

妙方：刮痧。

医理：其实，中暑在中医上亦称“发痧”，认为是由于病人体质虚弱，加之劳累过度，导致元气亏虚、暑热之邪乘虚而入所致。轻则暑热夹湿郁于肌表，重则暑热燔灼，蒙蔽心包而发病，且发病骤急。防治病人中暑，可将右手中指弯曲，在病人胸部皮肤上划一下，如有明显的紫红色隆起的划痕，就说明有“痧”。而通过刮痧能将暑湿之邪及时祛除，起到解表清暑、宁心开窍之功效。

中暑，是指在高温环境下，人体因体温调节功能紊乱而引起的中枢神经系统和循环系统障碍为主要表现的急性疾病，大致分三种：一种是在闷热的房间里容易出现的热射病，病人会感到头痛、头晕、口渴，然后体温迅速升高、脉搏加快、面部发红，甚至昏迷；另一种是日射病，就是人在烈日下活动或停留时间过长，强烈的日光穿透头部皮肤及颅骨引起脑细胞受损，由于受到伤害的主要是头部，所以最开始只有头部温度增加，然后出现剧烈头痛、恶心呕吐、烦躁不安等症状；还有一种叫热痉挛，即人在高温环境中，身体大量出汗，丢失大量盐分，使血液中的钠含量过低，引起腿部甚至四肢及全身肌肉痉挛。

这里就为大家介绍一个治疗中暑的偏方，即刮痧。

刮痧，是用刮痧板蘸刮痧油反复刮动，摩擦患者某处皮肤，以治疗疾病的一种方法。刮痧，就是利用刮痧器具，刮拭经络穴位，通过良性刺激，充分发挥营卫之气的作用，使经络穴位处充血，改善局部微循环，起到祛除邪气、疏通经络、舒筋理气、祛风散寒、清热除湿、活血化瘀、消肿止痛的作用，以增强机体自身潜在的抗病能力和免疫机能，从而达到扶正祛邪，防病治病的目的。

现代科学证明，刮痧可以扩张毛细血管，增加汗腺分泌，促进血液循环，对于高血压、中暑、肌肉酸疼等所致的风寒痹症都有立竿见影之效。经常刮痧，可起到调整经气、解除疲劳、增强免疫功能的作用。

其实，中暑在中医上亦称“发痧”，认为是由于病人体质虚弱，加之劳累过度，导致元气亏虚、暑热之邪乘虚而入所致。轻则暑热夹湿郁于肌表，重则暑热燔灼、蒙蔽心包而发病，且发病骤急。防治病人中暑，可将右手中指弯曲，在病人胸部皮肤上划一下，如有明显的紫红色隆起的划痕，就说明有“痧”。而通过刮痧能将暑湿之邪及时祛除，起到解表清暑、宁心开窍之功效。此法无论在临床还是在民间均有使用，且疗效颇佳。具体操作如下：

1. 刮痧场所应选择阴凉而又非当风之处。

2. 暴露待刮痧的皮肤，涂抹刮痧介质（万花油、活血剂等），刮板与皮肤成90度或45度角进行刮拭。

3. 刮痧可选择以下部位：颈部（颈部正中线，颈两侧至肩）、背部（背部正中线，背部两侧）、胸部（胸部正中线，胸肋间隙）、上肢（肩、臂、肘窝）、下肢（腘窝处等），均由上往下刮，胸部由内往外刮。

4. 每个部位一般刮3～5分钟，以出痧（紫红色的痧痕）为度，最多不超过10分钟，不可强求出痧。刮拭完一部位，再刮另一部位。再次刮痧须间隔3～6天，以皮肤上痧退为准。

5. 出痧后最好喝一杯温开水（最好为淡糖盐水），并休息15～20分钟，同时30分钟内忌洗凉水澡。

需要注意的是，年老、年幼、体质虚弱、孕妇、产妇、妇女月经期，刮痧时手法要轻，不宜大面积刮痧。局部有皮肤病或皮肤破损的，不宜刮痧。有出血性疾病，如血小板减少性紫癜、血友病、再生障碍性贫血、白血病等，不宜刮痧。

热水洗鼻子，哮喘不再发作

症状：哮喘

妙方：洗脸时热水洗鼻子，水里适量放点盐更好。

药理：肺开窍于鼻，为肺鼻同治的中医理论。一般情况下，患哮喘的人同时也患有鼻炎，因此，作用于鼻炎的药物又能作用于肺部及呼吸道，而前面我们讲过，治疗鼻炎最有效的方法是用盐水冲洗鼻腔，一是为了杀菌，二是为了消炎，屡试不爽。当鼻腔部的疾病愈合后，肺部与呼吸部的疾病也随之愈合了。

支气管哮喘是一种常见病和多发病，目前，全球哮喘患者约 3 亿人，中国哮喘患者约 3000 万。哮喘是影响人们身心健康的重要疾病。如果治疗不及时、不规范，哮喘可能致命，而规范化治疗，当今的治疗手段可使接近 80% 的哮喘患者的病情得到非常好的控制，工作生活几乎不受影响。每年 5 月的第一个周二为世界哮喘日，旨在提醒公众对疾病的认识，提高对哮喘的防治水平。

哮喘发病的危险因素包括宿主因素（遗传因素）和环境因素两个方面。遗传因素在很多患者身上都可以体现出来，比如绝大多数患者的亲人（有血缘关系、近三代人）当中，都可以追溯到有哮喘（反复咳嗽、喘息）或其他过敏性疾病（过敏性鼻炎、特应性皮炎）病史。大多数哮喘患者属于过敏体质，本身可能伴有过敏性鼻炎和特应性皮炎，或者对常见的经空气传播的变应原（螨虫、花粉、宠物、霉菌等）、某些食物（坚果、牛奶、花生、海鲜类等）、药物过敏等。

随着医学的发展，如今控制哮喘病发作已经容易多了，拿瓶气管扩张剂吸一吸，很快就能平喘止咳。但如何预防哮喘病的发作，目前还是个难题。现在世界上公认预防哮喘病的有效方法是长期吸入小剂量的激素，这对控制哮喘病发作非常有效，但很多人担心激素的副作用，除非迫不得已，否则不太愿意接受。

因此，这里给大家介绍一个管用的老偏方。就是用热水洗鼻子，当然，用热盐水洗更好，盐也不用放太多，有点就行，每天洗脸的时候顺便洗即可，最好是早晚各1次。其医理在于，肺开窍于鼻，肺鼻同治的中医理论。一般情况下，患哮喘的人同时也患有鼻炎，因此，作用于鼻炎的药物又能作用于肺部及呼吸道，而前面我们讲过，治疗鼻炎最有效的方法是用盐水冲洗鼻腔，一是为了杀菌，二是为了消炎，屡试不爽。当鼻腔部的疾病愈合后，肺部与呼吸部的疾病也随之愈合了。其实，这一点从为何过敏性鼻炎会导致哮喘的说法上也能理解。

一般认为，鼻腔有炎症时引起的神经反射会使气管收缩痉挛，进而导致哮喘发生，同时，鼻炎产生的鼻涕会阻塞呼吸道，导致人不自觉地张口呼吸，从而使病菌顺利地进入肺部，时间一长会导致哮喘，而且，鼻腔内的发炎物质对呼吸道与肺部同样有巨大刺激，可致哮喘突发。

苦杏仁巧治职业性咳

症状：咳嗽

妙方：醋泡苦杏仁。

药理：苦杏仁乃肺经之药，味苦性降，功能为降泄肺气，又能疏利开通肺气，降肺之时兼有宣肺之功，从而达到止咳平喘之效，故为治疗咳喘之要药。

过敏性咳嗽和过敏性哮喘的发病原因是相似的，过敏的病因繁多且错综复杂，但主要包括两个方面，即过敏性咳嗽患者的体质和环境因素。患者的体质包括“遗传素质”、免疫状态、精神心理状态、内分泌和健康状况等主观条件，是患者易感过敏性咳嗽的重要因素。环境因素包括各种变应原、刺激性气体、病毒感染、居住的地区、居室的条件、职业因素、气候、药物、运动（过度通气）、食物以及食物添加剂、饮食习惯、社会因素甚至经济条件等均可能导致过敏性咳嗽发生发展。过敏性咳嗽发病率的增高趋势也与患者的过敏性体质导致的易感性和环境因素有关。

在日常生活中某些诱发过敏性咳嗽的环境因素如尘螨、真菌、花粉等变应原、病毒和气候变化等往往持续存在而较难避免，加上随着现代生活水平的提高，新的变应原频频进入人们的生活领域，人们出差、旅行、度假等机会也增多，活动地域在不断扩大，所以过敏原的接触范围也增大，因此过敏性咳嗽的防治往往较为困难，防不胜防。

中医认为，感受风寒之邪，肺气不宣可发为风寒咳嗽，临床以恶寒发热，胸闷气逆，咳嗽痰白，舌苔薄白，脉浮为特点；感受风热之邪，肺失清肃，热灼津液而致风热咳嗽，临床以咳嗽痰黄、发热汗出、舌红苔薄白、脉浮数为特点；若肺气不足，寒痰伏肺，又可致咳痰清稀之寒痰咳嗽；如若邪热壅肺，肺气郁闭，肺失宣降，则导致肺热咳喘，临床以发热、咳嗽喘息、痰黄而稠难咯为特点；如若燥邪伤肺，灼伤肺阴，而致燥热咳嗽，临床则以干咳无痰、鼻燥咽干、舌红少津为辨证要点。

苦杏仁乃肺经之药，味苦性降，功能为降泄肺气，又能疏利开通肺气，降肺之中兼有宣肺之功，从而达到止咳平喘之效，故为治疗咳喘之要药。临床可随症配伍用治多种咳喘症，如上所说的就是用于治疗风寒咳嗽，当配伍苏叶等发散风寒之品；用于治疗风热咳嗽，当配伍桑叶、菊花等疏散风热药；用治寒痰咳嗽，可以杏仁配伍干姜、茯苓、半夏等温化寒痰之药；若治肺热咳喘，应配伍石膏、麻黄、甘草等药；用于燥热咳喘，多以杏仁配伍沙参、桑叶、川贝母等清宣凉润之品治之等。

需要注意的是，本品有小毒，用量不宜过大并且婴儿慎用。阴虚咳嗽、大便溏泻、亡血者禁用。不良反应：苦杏仁服用过量可出现中毒症状。轻者可见头晕，乏力、吐泻、腹痛、上腹部烧灼感、血压升高、呼吸加快；重者可见呼吸表浅并明显减慢及昏迷，可见强直性、阵发性痉挛，瞳孔散大，血压下降，甚至可出现呼吸或循环衰竭而导致死亡。因为苦杏仁含有苦杏仁甙，苦杏仁甙水解后形成氢氰酸，造成人体中毒。

野外工作遭蜂蜇，治疗方法很简单

症状：被蜂蜇

妙方：先冰敷患处，然后用苏打水冲洗伤口，再抹上蜂蜜或者是蛋清。

药理：冷敷是为了避免毛细血管扩张而加重病情，用苏打水冲洗可以中和毒素中的酸性物质，抹上蜂蜜或蛋清是因为它们富有营养，而且能杀菌消炎，对伤口快速愈合有好处。

被黄蜂、蜜蜂蜇伤，一般只在蜇伤的部位出现红肿、疼痛，数小时后可自行消退。如果被成群的蜂蜇伤，可出现头晕、恶心、呕吐，严重时可出现休克、昏迷甚至死亡。被蜂刺伤后，如创口内有折断的蜂刺，可用消毒的针或小刀片挑出。

黄蜂的毒液为碱性，伤口可用酸性物质如食醋、3% 硼酸、1% 醋酸等冲洗，以中和毒液。蜜蜂的毒液为酸性，伤口可用苏打、氨水、肥皂水及碱水等冲洗。出现全身症状的严重病人应去医院治疗。

蜜蜂、马蜂和胡蜂是三种不同的蜂。蜜蜂是“吃素的”，而马蜂和胡蜂都是肉食性昆虫。三种蜂都蜇人，但蜜蜂蜇了人，蜇刺就掉了，它也就死了；而马蜂和胡蜂的蜇刺可再生，蜇人也是不会死亡的。

蜜蜂腹部末端的螯针连接着毒腺和内脏器官，针尖端还有几个倒钩，当蜜蜂的毒针蜇人时，小倒钩会牢牢钩住皮肤，当蜜蜂拔出毒针的瞬间，自身的一部分内脏也被拉了出来，所以蜜蜂很快就会死去。而马蜂的螯针细长且没有倒钩，蜇人后螯针容易拔出，对人实行攻击后能够毫无损伤地抽身逃走，因此可以反复蜇人，蜇人后也不会立刻死亡。

蜜蜂和胡蜂有一个最本质的区别，蜜蜂是采蜜的，而胡蜂靠捕食昆虫为生，也就是我们所说的肉食性动物，多数时候胡蜂是一种益虫。胡蜂喜欢甜食，所以它们还常常捕食蜜蜂。

被蜜蜂蜇咬后，伤口往往留有蜂刺，应先用镊子或针将其挑出，切勿用手去挤压伤口的刺。蜜蜂毒属酸性，可用氨水或苏打水敷于患部 5 ~ 10 分钟，以中和毒液；也可用肥皂水清洗患部，必要时可用冰敷以减轻红肿疼痛。

被黄蜂蜇咬后，伤口不会出现蜂刺。其蜂毒呈碱性，可用棉花蘸柠檬汁轻拍伤口，也可用醋及稀释后的醋酸或硼酸冲洗。因黄蜂毒毒性较大，有时会引起轻度发热、头痛、恶心等症状，严重时甚至出现痉挛、休克等危险状况。所以被黄蜂蜇伤并较严重者，宜提早送往医院治疗，以免贻误伤情。

按凶猛度来排位，胡蜂第一，马蜂其次，蜜蜂第三。胡蜂的毒性是最猛的。胡蜂为半冬眠昆虫，气温降至 5℃开始抱团，气温越低，抱团越紧；气温稍高，则抱团松散；温度高于 7℃时，便开始散团。胡蜂一生包括卵、幼虫、蛹和成虫四个虫态，1 年发生 3 代，第 1 代成虫 6 月中旬羽化，第 2 代一般 6 月中旬至 7 月上旬发生，第 3 代 7 月中旬至 8 月上中旬羽化，10 月下旬交配，开始越冬。雄蜂多在第 3 代出现，交配后死亡，寿命较短。越冬雄蜂有群集性，常抱团越冬，抵御寒气。春季雌蜂单独觅食筑巢，一般将巢筑于树上或树洞中。成虫捕食鳞翅目幼虫，并取食果汁及嫩叶。

人们一旦被蜂群袭击，千万不能跑，应立即蹲下，用衣服包住头部，毒蜂的毒素麻醉神经系统，而头部的神经最集中。伤口不能抓，否则会引起溃烂；不能吃鱼虾等“发”的食物。俗话说“打蛇打七寸”，对付马蜂，也要抓住它的弱点。昆虫专家发现，马蜂对橘子枝干燃烧后的味道特别敏感。这种土办法，不妨试试，可以逼迫马蜂自己搬家，用微微晒干的橘子叶和枝干，堆成一堆点燃，然后扑灭，再用纱布裹住还在冒烟的叶和枝干，挂在马蜂窝旁。很快，马蜂就会乖乖搬家了。

马蜂以及胡蜂引起人体中毒是因为毒蛋白在作怪，一些民间的土办法很难起作用，碰上过敏体质的人，发作特别快，一定要及时到医院救治。

拉单杠治腰痛，永不再复发

症状：腰部疾病

妙方：吊单杠时，双手握牢横杠，使两脚完全离开地面，让自己的身体因重力自由下垂。开始时，可根据自己的能力，做小运动量的垂吊，每天吊 2 ~ 3 次，每次吊 15 ~ 30 秒，以后再逐渐增加拉吊的次数和拉吊的时间，如有可能，还可使腰腿前后做摆动状，所荡幅度的大小，以自己的体力和疼痛所能承受的范围为度。

医理：通过吊单杠可以治疗各种与腰部有关的疾病，其妙处就在于吊单杠时，不仅锻炼了腰部肌肉，而且避免了受损的肌肉出现粘连与痉挛。当腰部肌肉处于健康状态时，就不会引发腰肌劳损和腰椎间突出的问题了。

腰腿疼痛，是中老年人或从事弯腰劳作的劳动者们所常患的一种疾病。疼痛严重时，步行、弯腰、屈腿、上下汽车或是日常起居，都觉得十分艰难。工人老张通过吊单杠运动，治好了腰腿痛，希望能给遭受同样病痛的患者以参考。

前几年，老张常感腰腿疼痛，各种方法都试过了，就是不见效。疼痛的折磨，给老张的生活起居带来诸多不便，甚感苦恼。后来到医院检查，发现腰 3/4、腰 4/ 5 椎间隙软组织密度影响凸出，双侧侧隐窝变小，挤压硬膜囊，使双侧神经根受压。治疗后，疼痛虽有好转，但症状并未得到消除。闲暇时，老张常冥思苦想，认为腰臂和左腿的疼痛，关键在于腰椎骨向外突出，压迫神经根所致。倘若运用小区的运动健身器材，吊吊单杠，利用身体重量下垂的牵力，岂不是可以拉动腰椎骨，强迫它伸直，让向外突出的椎骨再向里收缩吗？只要腰椎骨变直，它自然不会再挤压硬膜囊，使双侧神经根受压而疼痛了。

从理论上坚定信心以后，老张便付诸行动。吊单杠时，双手握牢横杠，使两脚完全离开地面，让自己的身体因重力自由下垂。开始时，可根据自己的能力，作小运动量的垂吊，每天吊 2 ~ 3 次，每次吊 15 ~ 30 秒，以后再逐渐增加拉吊的次数和拉吊的时间，如有可能，还可使腰腿前后做摆动状，所荡幅度的大小，以自己的体力和疼痛所能承受的范围为度。功夫不负有心人，坚持锻炼终于有了回报：三个多月以后，老张渐渐感到腰腿的疼痛在一天天减轻，后来疼痛竟完全消失了，居然成了一个能走、能跳、能提、能挑的“壮汉”了。

邻居和朋友见老张的身体康复了，都向他表示祝贺，还有些患有同样症状的居民，向他打听秘诀，他毫无保留地向他们道出了吊单杠健身的理论和操作方法。

其实，老张说得对。通过吊单杠可以治疗各种与腰部有关的疾病，其妙处就在于吊单杠时，不仅锻炼了腰部肌肉，而且避免了受损的肌肉出现粘连与痉挛。当腰部肌肉处于健康状态时，就不会引发腰肌劳损和腰椎间突出的问题了。

乌梅治足跟痛很有效

症状：足跟痛

妙方：取乌梅适量去核加入醋少许捣烂，再加入少许盐，搅匀，涂敷在患处，用纱布盖好、用胶布固定。每天敷 1 次，连敷半个月，能有效缓解足跟痛症状。

药理：乌梅与醋都属酸性，因此乌梅醋具有酸敛作用，对于足跟跟骨滑囊无菌性炎症引起的足跟痛，能起到很好的促进炎症吸收的作用。

绝大多数的脚后跟疼痛都是由于韧带发炎引起的。人的脚后跟由33个关节和100多块肌腱和韧带组成，脚底的韧带紧连着跟骨的底端，当人行走时，巨大的牵拉力集中在跟骨下面韧带上一个狭窄的区域内，反复的牵拉摩擦容易导致韧带和骨骼结合部位发炎，造成疼痛。同时，体重也和足跟痛有一定关系，一般来说，较胖的人更容易患足跟痛。

鞋子是引起足跟痛的主要原因之一。脚部的骨骼、肌肉和韧带承受着人的整个体重，这就要求鞋子充分地支持足弓，使脚掌受力均匀，使韧带得到适当的放松。但是，有的制造商为降低成本，在鞋子的内部结构上偷工减料，导致鞋内的构造不能有效地支撑足弓，力量集中于脚掌的某一部分，这样会加大韧带的压力，使韧带更容易发炎。

人们要保护好足跟，首先要挑选质量合格的鞋，特别是运动鞋，同时注意不要让脚过度疲劳。有的人由于工作需要，例如售货员，每天站立的时间较长，则可以采用改变站姿的方法，前倾和后倾站立相交替或者时而扶着柜台放松一下脚关节，以防韧带的某一部位长时间承受太大的力量。如果足跟已经出现了疼痛发炎的现象，就应该停止运动，让韧带充分休息。还可以采用一种“跟骨垫”将足跟垫高，使脚掌受力点前移，减少足跟韧带的拉力，帮助韧带尽快恢复。

乌梅与醋都属酸性，因此乌梅醋具有酸敛作用，对于足跟跟骨滑囊无菌性炎症引起的足跟痛，能起到很好的促进炎症吸收的作用。乌梅醋的制法也很简单。取乌梅适量去核加入醋少许捣烂，再加入少许盐，搅匀，涂敷在患处，用纱布盖好、用胶布固定。每天敷1次，连敷半个月，能有效缓解足跟痛症状。

另外，花椒有辛温发散的作用，所以花椒煮水也是常用的治疗足跟痛的方法。只需用15～20克的花椒与2升水共煮，然后用煮好的花椒水泡脚即可。

足跟痛其实还跟生活中的一些习惯有关，例如因为有些女性为了美，整个夏天都穿着时尚的凉拖鞋，使足跟部长期暴露，得不到保护，以致受到寒邪的侵袭，导致冬季足跟痛。因此，患了足跟痛，一定要注重足部的保暖，并可在足跟部用厚的软垫保护，也可以应用中空的跟痛垫来空置疼痛部位，以减轻局部摩擦、损伤。还可用热水泡脚，然后涂抹一些按摩乳、药油等缓解疼痛。

腰椎间盘突出，生姜辣椒来调理

症状： 腰椎间盘突出

妙方： 将辣椒与生姜切碎放入开水中煮10分钟，然后用毛巾汲水热敷患处，每日早晚各1次，2周后即可见效。

药理： 热量能加速腰椎部的血液循环，将炎性物质运走，从而加快局部的新陈代谢，让椎间盘尽快萎缩、体积变小。腰椎间盘突出发病时腰部肌肉会出现反射性痉挛与收缩，非常不利于血管的扩张与血液循环，而热敷正好可以让腰肌放松下来，加速病状愈合。另外，偏方中的辣椒含有辣椒素，而辣椒素能消炎止痛，生姜亦如此，同时，它们能促进血液循环。腰部有许多穴位，通过热敷还可以刺激穴位，达到针灸的目的。因此，用热疗法不仅能根治其病，还能缩短病程。

腰椎间盘突出症又名腰椎间盘纤维症或髓核突出症，是临床常见的腰部疾患之一。椎间盘由髓核和纤维环及软骨板三部分组成，人们步入30岁以后，椎间盘各部分都有不同程度的退行性改变，其弹性和韧性都随之下降，当在劳动或体育活动时腰部遭受扭闪和撞击，抬重物时用力过大、过劳等受伤而引起椎间盘纤维破裂，髓核组织从破裂口脱出，刺激或压迫脊髓神经根而产生腰腿串通，即腰腿伴根性坐骨神经痛等症状，由于本症以腰腿疼痛为主，所以中医称为损伤腰痛。腰椎间盘突出主要是在髓核脱出，一旦突出后就会刺激腰椎神经根，同时造成积液，局部循环机制受到影响，无法靠人体自身能力吸收代谢，中医称之为痹症，长此以往形成堆积钙化，进一步加重神经压迫和刺激，则会造成严重后果。(钙化至一定程度，也就是所谓的骨质化，则无法再进行药物治疗)

这种病症初期症状一般会造成下肢神经麻痹，疼痛，马尾神经和坐骨神经从疼痛，如不认真对待，任其发展，则会进一步引起下肢神经及肌肉萎缩，甚至导致瘫痪。

牵引治疗是一种比较有效的减压措施，通过物理形式拉申脊椎，达到减压目的。但有时则会将已形成粘连的组织强行拉开，造成更大的肌体损伤，所以不建议盲目使用。而手术治疗的方法主要是以切除软骨板或清除压迫神经的髓核组织的形式实行减压。其方法确实可以在短时间内解除痛苦，拍片后脊椎无异常。但实际并没有解决纤维组织无力的根本问题。根据患者具体纤维组织退化程度，一段时间后，突出症状即会复发。也因此造成了长期以来患者对手术治疗所反映的复发率高的评价。

在中医看来，中医理论在于以恢复纤维组织弹性为治疗基础，彻底以恢复患者机体机能为目的，而非单纯解决暂时的疼痛问题。内服药物通常作用比较缓慢，因内服需通过肝脏吸收，进入血液循环到达患处。药物作用已大量衰减。而大量临床证明，使用外敷方法，通过皮肤毛孔渗透而直达病灶，可以把药效损失控制在最小范围。那么用外敷中药的方法恢复机能，软化占位组织，促进局部循环机能及恢复局部受阻的代谢机能，使占位组织得以吸收和排泄，是可以有效地治疗椎间盘突出的。所以，我们建议还是采取中医的外敷治疗为主要方法，配合一些日常的恢复性锻炼，效果是非常理想的。

具体做法是：将辣椒与生姜切碎放入开水中煮10分钟，然后用毛巾汲水热敷患处，每日早晚各1次，2周后即可见效。其药理在于，热量能加速腰椎部的血液循环，将炎性物质运走，从而加快局部的新陈代谢，让椎间盘尽快萎缩、体积变小。腰椎间盘突出发病时腰部肌肉会出现反射性痉挛与收缩，非常不利于血管的扩张与血液循环，而热敷正好可以让腰肌放松下来，加速病状愈合。另外，偏方中的辣椒含有辣椒素，而辣椒素能消炎止痛，生姜亦如此，同时，它们能促进血液循环。腰部有许多穴位，通过热敷还可以刺激穴位，达到针灸的目的。因此，用热疗法不仅能根治其病，还能缩短病程。

最后，腰椎间盘突出疼痛时期，应该注意以下几点：

1. 睡硬板床。睡硬板床可以减少椎间盘承受的压力。

2. 注意腰间保暖，尽量不要受寒。白天腰部戴一个腰围（护腰带），加强腰背部的保护，同时有利于腰椎病的恢复。

3. 平时不要做弯腰又用力的动作（如拖地板等），急性发作期尽量卧床休息，疼痛期缓解后也要注意适当休息，不要过于劳累，以免加重疼痛。

4. 平时提重物时尽量不要弯腰，应该先蹲下拿起重物，然后再慢慢起身。

5. 平时在饮食上应多吃一些含钙量高的食物，如牛奶、奶制品、虾皮、海带、芝麻酱，豆制品也含有丰富的钙，经常吃有利于钙的补充，注意营养结构要合理科学。

晕车晕船不可怕，肚脐眼上下功夫

症状：晕车晕船

妙方：准备伤湿止痛膏1片，乘车或乘船前，先用温水洗干净肚脐周围的皮肤，然后将伤湿止痛膏贴于脐部。

药理：调节平衡功能。

晕车在医学上称为“晕动病”或“运动病”，晕动病是晕车、晕船、晕机等的总称，它与我们内耳前庭平衡感受器官有直接关系。确切地讲，晕动病不是真正的疾病，与通常意义上的疾病不同，它仅仅是敏感机体对超限刺激的应急反应。生活中常有些人坐上汽车后没多久就觉得头晕，上腹部不舒服、恶心、出冷汗，甚至呕吐；尤其当汽车急刹车、急转弯或突然起动时更厉害，下车休息片刻即可逐渐减轻或恢复。这是怎么回事呢？人体判断方向和维持自身平衡主要由皮肤浅感受器、眼睛、颈和躯体的深部感受器及内耳等共同负责，其中

以内耳最为重要。内耳的半规管以及椭圆囊和球囊有平衡功能。半规管有三个，互相垂直，构成空间的三个面，它们接受外界的平衡刺激，通过前庭神经传到大脑皮层的平衡中枢来调节、管理平衡反应。当传入的平衡刺激过分强烈时，如急刹车、剧烈旋转时，即使在平衡系统安全正常的状态下，也会令人感到头晕，这是正常的生理现象。但有些人这种耐受力差，对轻微的平衡刺激即产生强烈的反应，紧接着就会呕吐不止、浑身乏力。一般还会伴有面色苍白、出冷汗、心动过速或过缓等症状。如果身体条件本来就不好，又受到周围污浊环境的影响，则有可能加重或诱发此病。

晕动症一般只在旅行途中发作，一般人出发前准备些止晕药就足以应对，但对有些人来说，吃止晕药根本于事无补。这种情况该怎么办？医生也许会教给你一些缓解方法，譬如用冷毛巾敷在面部和胸部上使症状缓解；或者出发前尽量不要进食，当恶心作呕时，就找个地方一“吐”为快。但是，这些只是权宜之计，无法消除晕动症反复发作。

内关穴属于手厥阴心包经，始于胸中，出属心包经，下行至横膈膜，按揉内关能宁心安神、宣痹解郁、宽胸理气、宣肺平喘、缓急止痛、降逆止呕、调补阴阳气血、疏通经脉等。内关穴，位于前臂正中，腕横纹上 2 寸，在桡侧屈腕肌腱同掌长肌腱之间取穴。将食指和中指并拢，中指放在另一只手腕横纹上，这时食指和手腕交叉点的中点，就是内关穴。按揉内关可治手臂疼痛、头痛头晕、目赤肿痛、胸肋疼痛、心悸气短、哮喘发作、脘腹疼痛、恶心呕吐、呃声频作、妇人痛经、精神异常等多种病症。

如果晕车症状较为严重，在乘坐交通工具的时候要注意选择较好位置，汽车的前部、船的中部、飞机的中部颠簸度都会小一些，眩晕感自然就小；尽量不要坐靠窗的座位，因为看着窗外疾驰的景色会加重眩晕；坐在座位上要尽量限制头部运动，不要扭头看窗外景色，也不要看书、看电影等，以减少速度的刺激。

当出现轻微恶心欲吐的症状时，可大力捏内关穴，可以收到良好的缓解效果。内关穴位于前臂掌侧，从近手腕之横皱纹的中央，往上约三指宽的中央。或者提前准备生姜 1 片，贴于左手内关穴上，再用胶布固定可收到一定的预防效果。

另外一个避免晕车的方法是，检查一脚面小趾和无名下趾上面二、三指宽度的地方（内耳迷路反射区），如果比较鼓，说明小脑平衡有问题。多按按，可以防止晕车。

或者使用敷脐法，也可断根。具体做法是外出前用酒精棉球将肚脐擦干净，再捏一小撮水碱放进肚脐内，最后将风湿止痛膏贴上即可。

干菊花治疗“迎风流泪”有奇效

症状： 迎风流泪

妙方： 枸杞子9克，女贞子9克，菟丝子9克，菊花9克，川芎6克，白芷6克，用水煎服，每日1剂，分2次服。

药理： 枸杞子、女贞子、菟丝子补益肝肾，菊花、白芷、川芎祛风，而川芎、白芷辛香善升，能上行头目，引诸药向上，直达病处，以发挥补肾止泪液的作用。

冬天，冷风迎面袭来，很多人会出现“迎风流泪”的症状，导致视物模糊。古方中医专业人士提醒，患者一定要对“迎风流泪”引起足够重视。其实，在眼球的外上方有一个泪腺，平时它不断地分泌泪液，以湿润眼球表面，使角膜保持透亮，视力清楚。正常人分泌出来的泪水，通过泪道流至鼻腔，所以平常不会有眼泪流出。

长时间患沙眼、慢性结膜炎或慢性鼻炎，就会累及鼻泪管黏膜，造成鼻泪管阻塞。泪液积聚于泪囊中，眼泪就会不断流出。如被冷风一吹，泪腺分泌会增多，所以流泪也就会更多。中医认为，迎风流泪主要是由于肝肾阴虚、肾气不纳、外受冷风刺激所致。泪为人身五液之一，若久流不止，能使眼昏暗难辨物色，甚至失明。可见，迎风流泪并非小病，应及早就治。

正常情况下，由泪腺分泌的泪液，一部分被蒸发，一部分则通过泪道流入鼻腔内。而那些因为肝肾阴虚而对寒冷刺激比较敏感的人，当眼睛受到冷风刺激时，泪腺分泌功能增强，便分泌出较多的泪液，于是便出现了流泪现象。

日常生活中迎风流泪可在中医师的指导下用三子菊花饮药茶方治疗：枸杞子9克，女贞子9克，菟丝子9克，菊花9克，川芎6克，白芷6克，用水煎服，每日1剂，分2次服。

本方枸杞子、女贞子、菟丝子补益肝肾，菊花、白芷、川芎祛风，而川芎、白芷辛香善升，能上行头目，引诸药向上，直达病处，以发挥补肾止泪液的作用。

割伤碰伤，茶叶水疗伤

症状：受伤后流血不止

妙方：用茶叶水涂抹伤口。

药理：茶叶里含有大量的鞣酸，鞣酸又叫单宁酸，有凝固蛋白质的作用.病菌身上的蛋白质碰到鞣酸就会凝固，变成硬硬的一块，病菌就活不成了，所以茶叶也有杀菌的功效。伤口边上肌肉的细胞碰到了鞣酸也会凝固，这可以使伤口慢慢地缩小收拢。伤口缩小收拢，附近的血管也会跟着缩小，这样一来，伤口就会慢慢地消肿。

很多人被划伤后，首先想到的是用自来水冲洗，挤出脏血。其实，我们并不建议用自来水自行冲洗伤口，尤其不能挤压伤口，因为这可能导致异物进入更深，加重伤情。较浅且干净的伤口，可用消毒水初步消毒，贴上创可

贴保护，但创可贴须时常更换，并保持干燥和干净，如浸湿应立即更换。

有些人受伤后认为伤口小，可自行愈合，但若不想留下疤痕，在对伤口无法判断的情况下，还是建议到医院进行专业的处理。

如不小心导致小面积擦伤，可使用碘附消毒，注意保持伤口干燥。切忌使用创可贴，因为创可贴透气性不强，吸水性和通气性差，不利于创面分泌物及脓液的引流，有利于细菌的生长繁殖。因此，用创可贴贴擦伤有可能导致伤口恶化。建议使用纱布包扎擦伤伤口，因为纱布透气性很好。如果家里没有消炎杀菌的药，可以用茶水代替清洗，或者把茶叶捣烂了，敷在伤口上，都能帮助伤口愈合。茶叶里含有大量的鞣酸，鞣酸又叫单宁酸，有凝固蛋白质的作用。病菌身上的蛋白质碰到鞣酸就会凝固，变成硬硬的一块，病菌就活不成了，所以茶叶也有杀菌的功效。伤口边上肌肉的细胞，碰到了鞣酸也会凝固，这可以使伤口慢慢地缩小收拢。伤口缩小收拢，附近的血管也会跟着缩小，这样一来，伤口就会慢慢地消肿。

附录

妙方速查表

第一章　职场电脑疾病妙方

症状： 鼠标手

妙方： 取适量花椒，用水煮开十五分，等晾成温水后就用它泡手。

症状： 眼睛干涩不适

妙方： ① 取枸杞 8 ～ 10 粒，菊花 5 ～ 6 朵，加 300 毫升热水浸泡代茶饮。

② 取纯净又新鲜的蜂蜜 80 毫升，加入 240 毫升的纯净水，配成 1 ∶ 3 的蜂蜜稀释液，再装入干净的瓶子里密封，然后用开水煮 30 分钟消毒，之后装进消过毒的滴眼瓶里，每日早中晚各滴一次。

③ 按摩三阴交穴，位于小腿内侧，在内踝尖直上三寸，胫骨后缘处。

症状： 长时间看书、看电脑引起的假性近视

妙方： 看书、看电脑及看近距离事物时戴一个老花镜。

症状： 眼疲劳

妙方： ①当看近物超过一个半小时或者是有明显的眼睛不适时，可以先放下手上的工作，必须是全身心的放松，然后轻轻地闭上眼睛，接着做握拳伸掌的动作，频率不用太快，但要均匀，持续十分钟即可；然后再用任意一个拳头按压另外一只手的手心，同样频率保持匀速，持续五分钟即可；最后是用一手的大拇指依次与另外四指相对用力按压，保持频率匀速，五分钟即可。

② 将饮水器中的开水倒在干净的小毛巾上，然后敷在眼上，等温度下降后再换开水，持续十分钟即可。

症状： 电脑脸，面色枯黄，神情呆滞

妙方： 用双手的中指和无名指的指头顺着额头中间位置向外推开 30 次，以此类推，顺着面颊位置向外推开 30 次，顺着唇角位置向外推开 30 次，顺着脖颈向上推到下巴位置 30 次。

症状： 受电磁辐射困扰

妙方： 绿茶5克，黄芪5克，每日早中晚冲饮；每日早晚各一个橙子。饭前食用。

第二章 职场高压疾病妙方

症状： 口腔溃疡

妙方： 将口腔洗漱干净，再用消毒棉签将蜂蜜涂于溃疡面上，涂擦后暂不要饮食。15分钟左右，可用蜂蜜连口水一起咽下，再继续涂擦，一天可重复涂擦数遍。

症状： 休息不好时出现的眼袋水肿，黑眼圈

妙方： ① 将土豆洗净，切成薄片，贴于水肿的眼袋或黑眼圈处，外敷30分钟。

② 先将毛巾浸冷水，冷敷眼周10分钟，之后再用热毛巾敷在眼部。持续热敷20分钟。

症状： 颈肩疼痛，颈椎病，肩周炎

妙方： ① 用热毛巾敷颈椎的患处，每次20分钟，早、晚若干次。

② 用电吹风敷颈椎的患处，每次15分钟，早、晚若干次。

症状： 睡眠质量低下

妙方： 先以小米60克煮粥，待粥将熟时，加入新鲜牛乳250克再煮为粥。

症状： 冠心病及其他心血管疾病

偏方： 买1公斤9度米醋，浸泡黑豆1公斤，密封15天，一日三餐前食20到30粒。如果没有黑豆，用普通黄豆也行。

症状： 免疫力低下，引发各种疾病

妙方： 每天早上起床前或晚上睡觉前各按揉一次，开始每次顺时针按揉此穴位36次。按揉时要找准位置（两乳头连线的中点）。按揉的频率和轻重视个体而定，手法不宜过重。

症状： 戒不掉烟

妙方： 用拇指或食指的指端放于甜美穴穴位处点按。

症状： 头痛，头昏

妙方： ① 紫菜 250 克，鸡蛋两个，煮汤，每日饮用 1 ～ 2 次。

② 将新鲜的姜取汁，抹于鼻孔内

③ 用热毛巾敷额头，再将双手浸没于热水中，水温以手入水后能忍受的极限为宜，坚持浸泡半个小时左右。

症状： 熬夜过劳

妙方： 西洋参 10 克，五味子 2 克，石斛 15 克。将药切碎，研为细末，用沸水冲泡当茶饮用。每日 1 剂。

症状： 记忆力下降

妙方： 把两腿跷在椅子或者桌子上几分钟，记住，腿一定要高过心脏位置。没事的时候摇摇头、晃晃脑也有助于记忆力的提高。

症状： 脑功能低下

妙方： 常食大蒜。

症状： 痛风，身体免疫系统出现过敏而造成炎症

妙方： 饮苏打水。

症状： 夜间盗汗

妙方： 方法一、盗汗：将冬桑叶阴干，研为细末，每次 4.5 克，用米汤调后内服，每日 2 次，15 天为 1 个疗程。咽喉肿痛：冬桑叶 9 克，水煎取汁，此为 1 日量，分早晚两次服用，5 天为 1 个疗程。

方法二、糯米桑叶粥：糯米 50g、桑叶 10 ～ 15g。将桑叶洗净，然后泡进水里稍作熬制，再将熬好的桑叶水用来熬粥，轻度盗汗者食用 3 ～ 4 天后即可看到疗效，重度盗汗者食用一周后可见到疗效。

方法三、桑叶适量，水煮 10 分钟即可。将药汤滤出，水凉后，加入适量蜂蜜搅匀，睡前 2 小时内服即可。

症状： 流鼻血

妙方： 紧捏住鼻梁上部硬骨两侧的凹陷处，同时喝几口冰冻水，再在嘴里

留一口，最后将冰冻水瓶紧贴于前额，几分钟即可止血。

症状：疲劳乏力

妙方：所需材料：银耳，大米，菊花，无核金丝枣，枸杞，蜂蜜

具体做法：1.银耳加清水泡发，摘去根部，撕成小朵；2.砂锅水开后放入大米、银耳大火煮开，小火继续煮半个小时；3.放入菊花、无核金丝枣、枸杞，继续煮半个小时；4.将煮好的粥放凉至六十度以下，放入蜂蜜调匀即可。

症状：高血压

妙方：每餐后一根香蕉。

第三章　职场久坐疾病妙方

症状：空调病

妙方：蒲公英30克，陈皮6克，银花9克，建泽泻12克，藿香12克，佩兰12克，冬瓜皮20克，香薷12克。做成香囊佩戴。

症状：犯困

妙方：打哈欠时张大嘴，困倦时候揉中指，久坐别忘动肩膀，倒走百步练腰背。改变睡姿，多进食蛋白质，少进食碳水化合物。

症状：肩周炎

妙方：用老生姜、葱头各250～400克，捣烂如泥，用文火（即小火）炒热后加高度白酒再炒片刻。睡前趁热（以能忍受为度）敷在疼痛处，再用毛巾或布条包紧。第二天早上取下，到晚上再炒热继续敷。一剂药可用3～4个晚上。

症状：痔疮

妙方：水浴，在水中放入一些盐或者中药祛毒汤，需要用专门的水浴器。

症状：便秘

妙方：每天早晚各吃几块核桃或者闲时随意吃点，每天控制在一两之内为佳。

晚上空腹做仰卧起坐100个，或沿着结肠走向顺时针按摩腹部，刺激肠道、促进肠蠕动。

症状：类风湿性关节炎

妙方：取热的大米饭适量，加入食盐（大米饭与盐的比例为 4 ∶ 1，即 4 份大米饭拌 1 份食盐），一起捣匀为膏状，将其放在碗内，置于热水中加温，趁热把盐饭膏敷在肿痛的关节部位，四周均匀摊平，外用一层塑料纸覆盖，再用纱布或干净的布包缠，一般在睡前敷，第 2 天早晨起床时取掉，每日 1 次。严重者可在午间加用 1 次，连续敷 7 ~ 14 日，即节肿胀逐渐消失。

症状：症肾结石

妙方：均衡食物的同时适当补补钙。

第四章　职场饮食疾病妙方

症状：胃反酸

妙方：将鸡蛋壳洗净打碎放入铁锅中用文火炒黄（不能焦），然后研末，研得越细越好，最后用白开水送服，1 日 2 ~ 3 次，1 次 3 ~ 5 克，见效后用量逐减。

症状：胃下垂

妙方：仰卧起坐，每日做三至五次，每次做累为止。在普通仰卧起坐的基础上，可以练习半仰身坐。

症状：消化性溃疡

妙方：取云南白药 0. 25 ~ 0. 5 克，用温开水送服，每天 4 次。由肝胃不和、消化不良所致的胃溃疡，可用云南白药 1 瓶，红枣、饴糖各 500 克，将红枣与饴糖蒸熟后，先吃枣肉，再服云南白药。

症状：胃寒，胃热

妙方：①按摩足三里穴。

② 睡前用手心按摩腹部，单手手心贴在腹部以肚脐为中心，顺时针按摩和逆时针各按摩相同的圈数，直至手掌心感到热

症状：慢性胃炎，胃痛

妙方：1. 取甘草 10 克，开水泡 20 分钟后，再加 2 勺蜂蜜，搅拌后，于饭前一小时喝下，每日 3 次，连服 4 周。

2. 用蒲公英 30 克泡水，早中晚各一次饮用，服用 4 周即可。

症状：胃胀

妙方：黄连泡水，每日饮三杯，宜饭后两小时。

症状：拉肚子

妙方：小米粥加盐，空腹饮食。

症状：烟瘾难耐

妙方：每天喝三杯绿茶。

症状：工作间隙饥饿感频发影响工作

妙方：吃“绿色零食”。

第五章　职场女性易患疾病妙方

症状：鸡眼

妙方：① 取乌梅 10 枚，研成细末，装入瓶内，加上香油浸泡 7 ~ 10 天，和匀成药膏。用温盐水浸泡鸡眼，待粗皮软化去除粗皮，取适量药膏敷在鸡眼上，再用纱布包扎，12 小时换一次药，3 天为一个疗程。

② 取乌梅一枚，水泡 30 分钟，取出，用潮布包 8 小时，打开用小刀削下一小片乌梅肉，覆盖于鸡眼之上，胶布固定，一次 / 日，换药时用刀削去突出的死肉再贴，一般一周左右即可连根拔除，根深的适当延长时间。治愈后同一位置一般不会再发。

症状：身体亚健康

妙方：按揉三阴交（在小腿内侧，脚踝骨的最高点往上三寸处）。中午 11 点：按揉三阴交健脾，晚上 5 ~ 7 点：按揉三阴交补肾，晚上 9 ~ 11 点：按揉三阴交畅三焦。

症状：难治性缺铁性贫血

妙方：蒲公英30克泡水饮用，每日3次。

症状：细菌、真菌、滴虫、病毒感染引起的外阴瘙痒、白带异常

妙方：苦参、大黄、蛇床子、地肤子各30克，薄荷10克，先用冷水泡半小时，然后文火煎汤至剩余汤液约500毫升；冲洗下阴部、阴道处，尤其阴道深处应注意冲洗，坚持使用一周。

症状：痛经

妙方：苹果红酒，红酒做法：苹果(400克)去皮，用刀切成月牙状。把苹果放入奶锅里，倒入红酒没过苹果，用中火炖煮15分钟，关火，苹果在红酒中浸泡两个小时后，即可食用。如果喜欢可以加糖和蜂蜜，可以当做甜点来吃。功效：活血化瘀，对女性生理期肚子痛有疗效。

症状：阴道炎

妙方：取冰片5分，香油1钱，混匀调成糊状，先用一棉球蘸药糊塞入阴道内涂抹，再用另一棉球蘸药在阴道口涂抹。每晚10时后涂抹1次，连续15天。

症状：性冷淡

妙方：嫩肉苁蓉150克，山药50克，羊肉100克。将肉苁蓉去鳞用酒洗净后切片，山药、羊肉亦切为片，放锅中加水煮，再加入适量调料，羹成后食用。

症状：经水多，经期长

妙方：点燃艾条，对准隐白穴艾灸20分钟，每天至少1次，7天为一个疗程。

症状：乳腺疾病

妙方：1. 常食大豆和大白菜。

2. 多食亚麻。

3. 多食富含胡萝卜素的食物，必须用油炒食，因为胡萝卜素不溶于水。

症状：经期乳房胀痛

妙方：用毛巾汲热水敷乳房。同时，补充维生素 B_2。

症状：戒不掉烟

妙方：用拇指或食指的指端放于甜美穴穴位处点按。

第六章　职场男性易患疾病妙方

症状：啤酒肚

妙方：多饮食豆制品。

症状：汗脚

妙方：每日临睡前在泡脚水中加进明矾 3 ~ 6 克（药店可买到），待明矾熔化后泡脚 10 ~ 15 分钟，每晚一次，继续泡脚 5 ~ 6 天可缓解汗脚症状。

症状：脂肪肝

妙方：常食山楂和大蒜。

症状：高血压

妙方：1. 用新鲜的杜仲，或者药房里卖的杜仲（药房里卖的都是用杜仲皮炮制而成的），一次以 10 克杜仲泡水服用，早、晚各一次。

2.300 克枸杞配上 1000 克白酒，浸泡 2 周左右即饮

3. 取 30 克葛根与 1 ~ 2 两粳米，加水煮粥服用，一日一次。

症状：饮食不当

妙方：1. 饮食规律，早吃好、晚吃少

2. 远离健康三大害：烟、酒、油腻食物，在交际应酬时也大可以选择茶馆、素食店等场所，既高雅时尚，对身体健康也大有好处。

3. 多摄取碱性食品、碱性饮品，保持碱性体质。

症状：房事不举

妙方：每日临睡前用温水泡脚，再用手互相擦热后，用左手心按摩右脚心，右手心按摩左脚心，每次100下以上，以搓热双脚为宜。

症状：阴囊瘙痒

妙方：先取复方穿心莲片20粒(或视病灶大小适量增减)充分捣碎碾成粉末，再加100毫升甘油（含水20%的甘油）调匀，敷于病灶处，并用纱布兜住阴囊，使之与大腿内侧隔离，保持干燥及防止药物掉落。

症状：肝炎

妙方：甘草20克，泡水饮用，每两天换新鲜甘草，饭前喝最好，早晨起床后不宜先喝，应在饮完一杯温开水后再喝。

症状：阳痿

妙方：红花200克，白酒1000毫升，红糖适量。将红花洗净，晾干水分，与红糖一路装入清洁的纱布袋内，封紧袋口，放入酒坛中，浸泡7天后，即可适量饮用。

症状：早泄

妙方：按摩命门穴。

症状：前列腺炎

妙方：多饮食洋葱，苹果、红酒、绿茶和山楂，尤其山楂，可当零食吃。

症状：性功能下降

妙方：呼吸益肾法。

第七章　职场心理疾病妙方

症状：精神焦虑

妙方：龙眼10克，配冰糖适量，炖服，或将龙眼泡茶、煮粥、泡酒服用。

症状：心悸心慌

妙方：黄芪20克，加枸杞子15克，开水冲泡后每日代茶饮用，一个月为一疗程。

症状：抑郁

妙方：将人参切片，取5克左右，用热水冲泡后饮用，每日3次，饭前较宜，尤其是早上，一定不能漏服。建议早起后饮用人参，晚上饮用会影响睡眠。

症状：急躁易怒

妙方：通过诉说、哭泣、大笑或者写下来的方式，释放情绪，尤其是不良情绪。平日里适当地撒撒气，可以避免情绪的突然爆发。

症状：电话恐惧症

妙方：每次打电话给别人之前，给自己打个草稿，把要说的内容用笔写在纸上，内容越全面越好，比如那个人的称呼，你找他的原因，你打这个电话需要达成的目的等。然后电话通了之后照着写下的内容慢慢说。

第八章　职场形象妙方

症状：头皮屑

妙方：先把生姜切片，入锅煮沸，待水不烫时适量加醋，再加水洗头。

症状：痤疮红肿、发炎、脓疮

妙方：取白果适量，每晚临睡前用温水将患部洗净。白果去壳，用刀切成平面，频搓患部，搓几次后用刀削去用过的部分，每次1～2粒白果，一般用药7～14次粉刺即可消失。

症状：掉发

妙方：洗头时，在水中滴几滴醋或放少许盐，洗头的水不宜太热或太冷。洗头以2～5天一次为宜，洗发的同时还可以一边搓，一边用指腹按摩。

症状：脚气

妙方：1. 选用口腔溃疡散（1 元 / 瓶），脚部清洗后，可用消毒棉签蘸药涂于患处。也可将口腔溃疡散与婴儿霜混合后，涂于患处，此方法药物存留时间较长。连续治疗三天就可治愈。

2. 生姜 2 两，食盐 1 两，适量加水煮沸 10 分钟，等温度降下来后再加上 2 两陈醋，然后泡脚 30 分钟，一般 7 天以后会见疗效，21 天后会告别脚气，再接着用两周，就可以彻底告别脚气了。

症状：扁平疣

妙方：鲜蒲公英适量，洗净后揉成团，反复涂擦患处，每次 10 分钟。注意：手法轻重适度，勿擦破皮肤，14 日一疗程。

症状：汗斑

妙方：用艾叶和菊花熬水洗澡，每天一次，一周一疗程。

症状：疮疖

妙方：取一个新鲜鸡蛋，放在浓盐水里浸泡 20 分钟，然后打一个小孔，对着患处将蛋清倒上去，或者是用脱脂棉蘸上蛋清敷在患处，再以胶布固定。过上三天，病状就会消失。

症状：少白头

妙方：取首乌 10 克、熟地 10 克、甘草 10 克，以开水浸泡当茶饮，每两天换一次新药，连服半年，头发会全部转黑。

症状：酒糟鼻

妙方：取黄连 3 克加水煎汤服用。也可将黄连研成细末备用，取大米或小米 50 克，再加适量水煮沸，取 1.5 克黄连末放入杯中，加入煮沸的米汤约 100 毫升，加盖闷 3 分钟即成。早晚各 1 次，空腹饮用。需要说明的是，用米汤冲泡黄连末优于用水直接煎服，这是因为米汤可顾护胃气，防止黄连苦寒伤胃。

症状：口干

妙方：咀嚼枸杞。健康的成年人每天吃20克左右的枸杞比较合适；如果想起到治疗的效果，每天最好吃30克左右。

症状：口臭

妙方：取黄连5克，用开水浸泡，早晚各一次，当然也可以放点红糖进去，这样就不会太苦。在饮服黄连水的同时，也可以吃点健胃的食品，如山楂和白萝卜，它们都是理气的上品。

症状：红眼病

妙方：用水泡野菊花10分钟，等到温度适宜时，用野菊花水冲洗眼睛，要彻底重新，全面接触眼睛里面。每日3次，当天就能见效，坚持用上一周，红眼病会彻底消失。

症状：面瘫

妙方：买一个鞋刷，用浓盐水加陈醋将其消毒，然后照着脸部健康的地方不断敲打。面瘫一周之后，便可敲打患处，这是因为患病处提前敲打反而会加重症状。

症状：鼻窦炎

妙方：用浓度在2％～3％的盐水来冲洗鼻腔，每日冲洗10次，每次3分钟，一周后会告别鼻窦炎的基本症状，四周后会痊愈。为了防止复发，应该辅助体育锻炼，增强心肺功能。

症状：过敏性鼻炎

妙方：取5个干红辣椒，用开水煮10分钟，再用棉签蘸辣椒水，伸入两个鼻孔里涂抹。每日早中晚各一次，坚持用两周时间即可。

症状：满嘴黄牙

妙方：每晚刷牙前，含半口山西老陈醋，让醋在口腔里鼓漱2～3分钟，然后吐出，再刷牙，最后用清水漱净即可。情况较轻的话，一般2～3次见效；如果严重的话，可以多试几次，便可祛除牙垢、牙结石。

症状： 咽喉炎

妙方： 1. 用开水冲一杯浓盐水，来回漱口，每隔 10 分钟漱口 3 分钟，漱的时候尽量把头仰起来，10 次为妙。

2. 一个新鲜的土豆，洗净后将其彻底粉碎，然后平躺下来，将土豆糊抹在咽喉部位，10 分钟换一次，每天三次即可。

症状： 打嗝不断

妙方： 用塑胶袋或者是双手，罩住口鼻呼吸，多次吐吸，让吐出的二氧化碳重复吸入。同时多食茴香。

症状： 成人痘及痘印

妙方： 丹参液擦脸，甘草水涂脸，具体做法是用少量开水煮适量甘草 15 分钟，然后用甘草水敷脸。

症状： 贫血、气色差

妙方： 取猪肝 100 克、党参 5 克、当归 5 克、红枣 4 粒、生姜、葱白适量（1 ~ 2 人量）。将党参、当归洗净，加入清水中煮十几分钟后，再将调好味的猪肝放入汤中，随即将生姜、葱白放入，猪肝熟透后放盐调味，食猪肝与喝汤。

症状： 肥胖及高血脂

妙方： 取适量桑叶用开水冲泡，隔一晚上，次日清晨空腹饮用，每日三餐前饮，100 天后即可达到减肥效果，之后亦可常喝。

症状： 平胸

妙方： 1. 多食青木瓜。

2. 多食大豆和大豆制品。

3. 多食野葛根。

症状： 皮肤干燥

妙方： 将新鲜的香菇洗净，用适量开水冲泡一小时，期间最好能放点木瓜，因为木瓜中的活性酶能让香菇多糖更好地释放出来。之后用冲泡好的谁敷脸，每次半个小时，每 3 ～ 6 天做一次即可。

症状：狐臭

妙方：1. 将适量茶叶水煎后涂洗腋下。

2. 取番茄汁 600 毫升，浸泡腋下，每次 30 分钟，每周 3 次。

第九章　特殊职业病妙方

症状：晒伤

偏方：1. 用冰过的牛奶敷脸，持续敷 30 分钟，每天 2 ～ 3 次。治晒伤。

2. 每天吃一个番茄，防晒。

症状：尾气伤害

妙方：多食猕猴桃。

症状：灰指甲

妙方：取适量的老陈醋和大蒜，找一个能放进去手指或脚指的玻璃瓶，然后将大蒜捣碎，装入玻璃容器，倒入陈醋浸泡 24 小时。然后用其泡患有灰指甲的指头，每次浸泡前先用热水将指甲泡软，然后泡 20 分钟，晚上为宜。两周后可见疗效，三周后新指甲会长出来。

症状：中暑

妙方：刮痧。刮痧可选择以下部位：颈部（颈部正中线，颈两侧至肩）、背部（背部正中线，背部两侧）、胸部（胸部正中线，胸肋间隙）、上肢（肩、臂、肘窝）、下肢（腘窝处等）均由上往下刮，胸部由内往外刮。每个部位一般刮 3 ～ 5 分钟，以出痧（紫红色的痧痕）为度，最多不超过 10 分钟，不可强求出痧。刮拭完一部位，再刮另一部位。再次刮痧须间隔 3 ～ 6 天，以皮肤上痧退为准。出痧后最好喝一杯温开水（最好为淡糖盐水），并休息 15 ～ 20 分钟，同时 30 分钟内忌洗凉水澡。

症状：哮喘

妙方：洗脸时热水洗鼻子，水里适量放点盐更好。

症状：咳嗽

妙方：醋泡苦杏仁。

症状：被蜂蜇

妙方：先冰敷患处，然后用苏打水冲洗伤口，再抹上蜂蜜或者是蛋清。

症状：小创伤

妙方：1. 用新鲜芦荟汁调米醋涂伤面，或家备有芦荟胶的朋友可直接用之，对伤面愈合非常有效，对中、轻度伤面几乎不会留下疤痕。

2. 用冰凉的浓糖水敷患处。

症状：腰部疾病

妙方：吊单杠时，让双手握牢横杠，使两脚完全离开地面，让自已的身体重力自由下垂。开始时，可根据自已的能力，作小运动量的垂吊，每天吊 2 ~ 3 次，每次吊 15 ~ 30 秒时间，以后再逐渐增加拉吊的次数和拉吊的时间，如有可能，还可使腰腿前后作摆动状，所荡幅度的大小，以自已的体力和疼痛所允许的程度为度。

症状：跌打扭伤

妙方：先冷敷伤处，24 小时后，开始热敷，同时取适量新鲜仙人掌，刮去外皮捣成糊状，涂于患处，再用纱布缠裹。每日 2 次。

症状：足跟痛

妙方：取乌梅适量去核加入醋少许捣烂，再加入少许盐，搅匀，涂敷在患处，用纱布盖好、胶布固定。天天敷 1 次，连用半个月，能有效缓解足跟痛症状。

症状：手指关节退变引起的疼痛、僵硬

妙方：让手和脚在温水（不超过 43℃）中浸泡约三分钟，然后在冷水（约 18℃）中浸泡约一分钟。重复这个过程三次，以温水浸泡结束。如果热敷迅速冷却，可以尝试能更稳定加热的方法。电热毯或取暖垫可以提供持续的干热。热水淋浴、盆浴或旋流浴可以持续提供湿热。也可以在许多药店和各种商店购买一种含有密

封、柔软布袋（一般是圆柱形）的产品，布袋中填有天然谷粒。将布袋放入微波炉中加热，然后放到疼痛处，这样可更方便地提供潮热。

症状：腰椎间盘突出

妙方：将辣椒与生姜切碎放入开水中煮上10分钟，然后用毛巾汲水热敷患处，每日早晚各一次，两周后即可见效。

症状：晕车晕船

妙方：准备伤湿止痛膏1片，乘车或乘船前，先用温水洗干净肚脐周围的皮肤，然后将伤湿止痛膏贴于脐部。

症状：迎风流泪

妙方：枸杞子9克，女贞子9克，菟丝子（包）9克，菊花9克，川芎6克，白芷6克，用水煎服，每日1剂，分2次服。

症状：受伤后流血不止

妙方：取喝剩下的茶叶打碎涂抹伤口。